Hamburger MOXA-THERAPIE

Kopf
Nacken
Rücken
schmerzfrei!

Ihre natürliche
Ganzheits-Selbstbehandlung
mit dem Rauch des
japanischen Beifußes

Dr. med. Friedrich Nottbohm
Ernstwalter Clees

Dr. med. Friedrich Nottbohm
Ernstwalter Clees

Redaktionelle Betreuung: Hamburger Medizin-Redaktion im presseteam volksdorf

Zeichnungen und grafische Gestaltung: Dieter Wullkopf

Oststraße 90, Postfach 1520
D-2000 Norderstedt
Telefon 040/522 44 32

Satz: Utesch Satztechnik GmbH, Hamburg
Druck: Clausen & Bosse, Leck

ISBN 3-9801005-0-2

Inhaltsverzeichnis

Wenn Sie sofort mit dem Moxen beginnen wollen: blättern Sie um auf Seite 124!

Vorwort

Nahezu zwei Fünftel von uns leiden unter Schäden an der Wirbelsäule, und 15 Prozent aller Menschen klagen über mehr oder weniger heftige und chronische Kopfschmerzen. Und trotz aller modernen Therapie sind diese chronisch Kopf- oder Rückenschmerzkranken ein riesiges und noch wachsendes Problem in jeder ärztlichen Praxis.

Die Hamburger Moxa-Therapie, von mir in Hamburg entwickelt und deshalb so genannt, besitzt eine große Wirksamkeit, ist unschädlich und einfach anzuwenden. Was lag also näher, als den vielen schmerzgeplagten Menschen, die seit Jahren oder gar Jahrzehnten unter chronischen Kopf- oder Rückenschmerzen leiden, diese natürliche Selbstbehandlung zu formulieren, damit sie zu erschwinglichen Preisen für jedermann zugänglich ist.

Auch Ihre Schmerzen sind im Laufe Ihres Leidensweges sicher mit modernsten Mitteln von mehreren Ärzten ausgeforscht worden. Ihre Schmerzen sind also vom Arzt zur Kenntnis genommen worden, und neue Möglichkeiten der Diagnose und erfolgversprechende Therapien sind zur Zeit nicht zu erwarten. Die gebräuchlichen Behandlungsformen – Schmerztabletten, entzündungshemmende Medikamente, Beruhigungstabletten, Massagen, Fangopackungen, Kurzwellen- und Wärme-Bestrahlungen oder Elektrotherapie – haben Ihnen nicht zufriedenstellend geholfen. Da ist es höchste Zeit, zur Selbsthilfe zu greifen und sich mit der Hamburger Moxa-Therapie zu behandeln.

Bei dieser Therapie sind Ort, Zeit und Reihenfolge des Moxens am Körper fest bestimmt. Auch werden für die Häufigkeit der Selbstbehandlungen Erfahrungswerte angegeben. Sie brauchen also weder besondere medizinische Vorkenntnisse noch große Übung. Wichtig ist jedoch, und darauf lege ich allergrößten Wert: Sie sollten sich zuvor gründlich durch einen Arzt untersuchen lassen.

Ist dies geschehen, und Sie sind sich sicher, einige Zeit konsequent und regelmäßig die Hamburger Moxa-Therapie einsetzen zu wollen, dann eröffnet sich hier eine vielversprechende Chance, Ihre Schmerzen endlich loszuwerden, sie zumindest aber auf ein erträgliches Maß zurückzuführen. Mit welchem Erfolg und bei welchen Problemen sich dies anbietet, ist in diesem Buch umfassend zusammengetragen und dargestellt worden: Ärzte berichten über ihre Erfahrungen, Patienten über ihre Erfolge mit der Hamburger Moxa-Therapie. Außerdem schafft die Lektüre dieses Buches die Grundlage für das Verständnis der Zusammenhänge in Ihrem Körper, was Ihnen den Weg zur Heilung erleichtern kann.

Ohne das Mitwirken von vielen Helfern wäre dieses Buch nicht zustande gekommen. Mein Dank gilt Frau Annelore Pietsch, die mir half, im ständigen Dialog Gedanken und Erkenntnisse reifen zu lassen. Weiter gilt mein Dank Dr. Ulrich Mann und den Kollegen und den vielen Patienten, mit deren Hilfe der Erfahrungsbereich Ganzheits-Selbstbehandlung Hamburger Moxa-Therapie auf eine sichere und breite Basis gestellt werden konnte. Besonderen Dank sage ich der Hamburger Medizin-Redaktion im Presseteam Volksdorf und hier meinem Co-Autor Ernstwalter Clees, dessen redaktionelle Mitarbeit und journalistische Beratung mir unentbehrlich waren.

Ich wünsche Ihnen beim Lesen viel Vergnügen und beim Moxen viel Erfolg.

Dr. med. Friedrich Nottbohm
Hamburg, im September 1984

Alles, was Sie schon immer über Kopfschmerzen wissen wollten

Allgemeines über das Gehirn als Schmerzzentrale

Im Gehirn enden alle unsere Sinneswahrnehmungen. Hierhin werden sie über Nerven geleitet, hier werden sie registriert, mit früheren Sinneseindrücken, den »Erfahrungen« verglichen, dann gespeichert oder wieder vergessen. Auch Wahrnehmungen von Schmerz, von welchem Teil unseres Körpers sie auch immer kommen mögen, werden erst dann zur Kenntnis genommen, wenn sie dem Gehirn gemeldet wurden. Von dort kommt dann die Reaktion zur Abwehr des schmerzenden Eindruckes, oder wir haben das Gefühl, krank zu sein.

Das Gehirn selbst ist völlig schmerzunempfindlich

Und doch kann gerade das Gehirn selbst keinen Schmerz empfinden. Dieses wichtige Organ, das auf fernste Schmerzgefühle an anderen Körperstellen antworten muß, ist selbst völlig schmerzunempfindlich.

Diese Eigenschaft hat es übrigens gemeinsam mit den meisten inneren Organen. Auch dort können wir keinen Schmerz fühlen. Leber, Milz und Lunge selber sind völlig schmerzunempfindlich. Wohl aber machen diese Organe ihren Krankheitszustand an genau festgelegten Stellen der Körperoberfläche meist durch diskreten Schmerz bemerkbar.

Schmerzen sind unentbehrliche Alarmsignale unseres Körpers

Denn der Schmerz ist ein unentbehrliches Alarmsignal unseres Körpers, wenn an irgendeiner Stelle irgend etwas nicht in Ordnung ist. Je frühzeitiger ein Leiden Schmerz entwickelt, desto besser für die Diagnosefindung.

Schmerz hat viele Ursachen und viele Erscheinungsformen. Dabei muß die Stärke des Schmerzes nicht der Schwere der Erkrankung entsprechen. Bei der lebensbedrohenden Blinddarmentzündung etwa treten manchmal nur geringe Schmerzen auf, die relativ harmlose Zahnfäule dagegen wird von schwersten Schmerzen begleitet. Die Art, die »Qualität« des Schmerzes kann jedoch wichtige Hinweise auf seinen Ausgangspunkt geben. So unterscheidet man einen

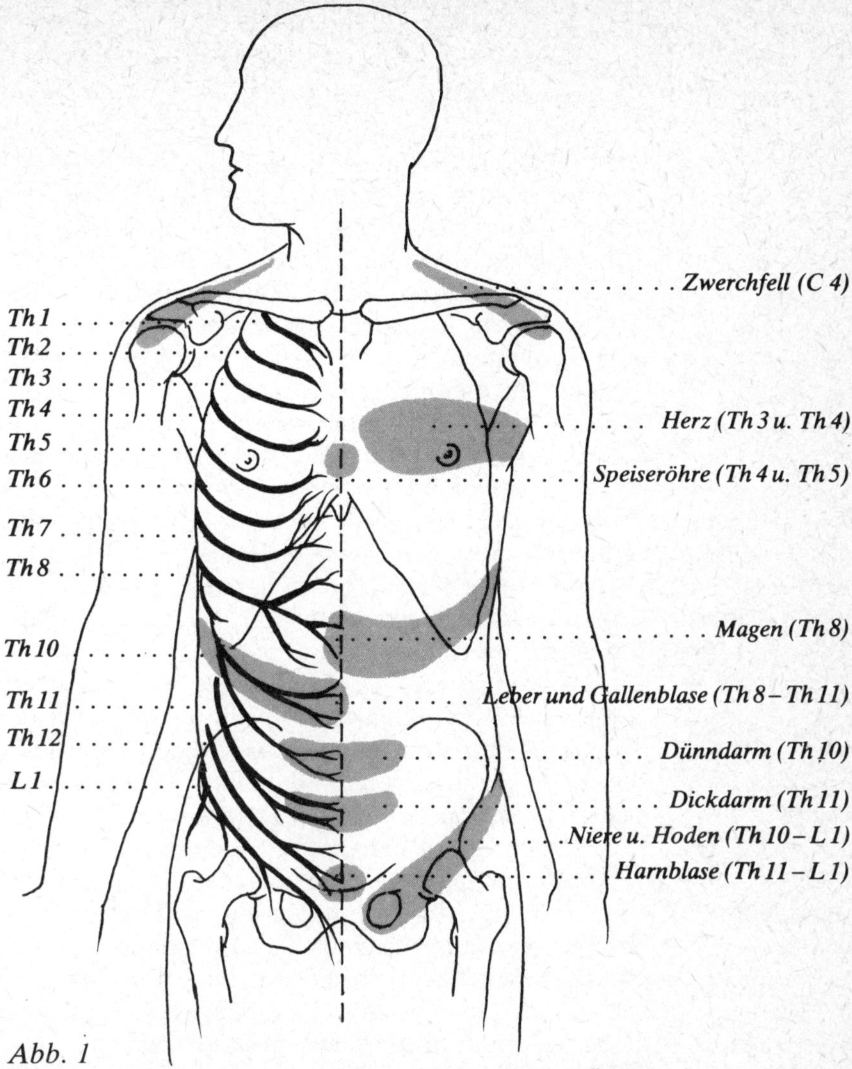

Abb. 1
Bei Erkrankung innerer Organe besteht oft eine Überempfindlichkeit und Schmerzhaftigkeit der zugehörigen segmentalen Hautbezirke. Die überempfindlichen und recht schmerzhaften Hautbezirke entsprechen den HEADschen Zonen (HEAD, engl. Neurologe, geb. 1861). Praktisch wichtig für die Diagnose innerer Organerkrankungen.

Schmerz danach, ob er nagend, bohrend, schneidend, ziehend, brennend, einschießend, klopfend oder stechend ist. Allerdings ist dies alles nicht scharf von einander abgrenzbar, weil Schmerz ein sehr persönliches, nur schwer objektivierbares Ereignis ist.

Schmerz ist ein ganz indivuelles Ereignis

Obwohl also das Gehirn selbst keinen Schmerz empfinden kann: Unser Kopf ist wahrscheinlich neben der Wirbelsäule der Körperteil, der am meisten von Schmerzen geplagt wird. Kopfschmerzen haben die meisten Menschen irgendwann einmal und allzuviele leiden ständig darunter. Nicht immer liegt einem solchen Schmerz aber eine ernste körperliche oder seelische Erkrankung zugrunde. Er erscheint deshalb sinnlos, wir wissen nicht, welche Funktion dieser Schmerz hat. Ein solcher scheinbar sinnloser und doch oft zur Verzweiflung treibender Schmerz ist z. B. die Trigeminusneuralgie. Das gilt auch für die Migräne, deren natürlichen Sinn wir nicht erkennen können. Die überflüssig im Sinne des Krankheits-Alarm-Systems der Natur zu sein scheint, die auf jeden Fall aber den Migränekranken Lebensfreude und Schaffenskraft nehmen kann.

Warum gerade der Kopf so oft schmerzt, darüber kann man nur rätseln, erklären läßt sich das (noch?) nicht. Vielleicht liegt diese Konzentration des Schmerzes auf den Kopf daran, daß der Kopf besonders gut gegen Schädigungen geschützt werden muß und geschützt ist. Der Kopf trägt unsere wichtigsten und kostbarsten Sinnesorgane Augen, Ohren, Nase und unser empfindlichstes Organ, das Gehirn, die Schalt- und Regulationszentrale für Atmung, Körpertemperatur, Kreislauf, Schlafen und Wachen, für die Steuerung der Bewegungen und die Sprache, für Gedanken, Gefühle, Handlungen.

Gehirn und Rükkenmark bilden das zentrale Nervensystem

Eine knöcherne Schädelkapsel schützt dieses Gehirn. Nur an der Basis, der Unterseite, befinden sich in dieser Knochenkapsel kleine Öffnungen, durch die Adern, die das Gehirn mit Blut versorgen, und die Nerven der Sinnesorgane und andere Kopfnerven verlaufen.

Durch eine etwas größere Öffnung am Boden des Hinterhauptes führt das Rückenmark, das zusammen mit dem Gehirn als zentrales Nervensystem eine enge Einheit bildet. Auch das Rückenmark ist wie das Gehirn geschützt, nämlich durch den Wirbelkanal in der Wirbelsäule.

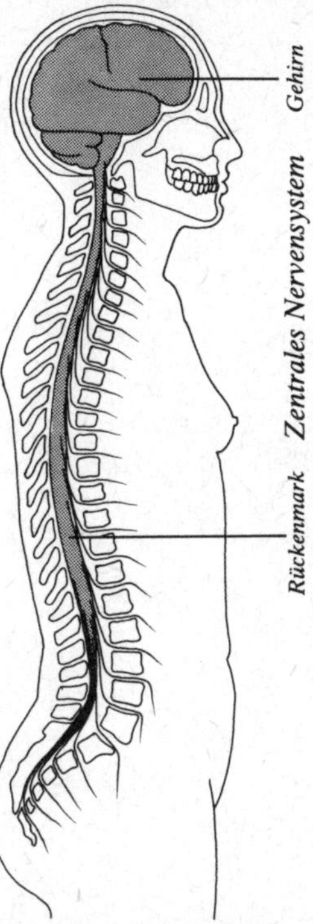

Abb. 2
Das zentrale Nervemsystem besteht aus dem Gehirn und dem Rückenmark. Aus dem Rückenmark entspringen die Nerven und verlassen den Rückenmarkskanal über die Zwischenwirbellöcher und versorgen ganz bestimmte Hautbereiche (Headsche Zonen), Muskeln und Organe.

Drei Hirnhäute, Nervenwasser und knöcherner Schädel schützen das Gehirn

Ferner ist das Gehirn durch die drei Hirnhäute schützend umgeben. In diesen Hirnhäuten befindet sich das Nervenwasser, in dem das Gehirn »schwimmt«. Dieses Nervenwasser fängt zusätzlich Stöße von außen auf.

Nervenwasser wird in den Hirnkammern gebildet. Diese liegen tief im Gehirn und stehen mit den äußeren Hirnwasserräumen durch kleine Öffnungen in Verbindung. Nervenwasser umgibt das Rückenmark.

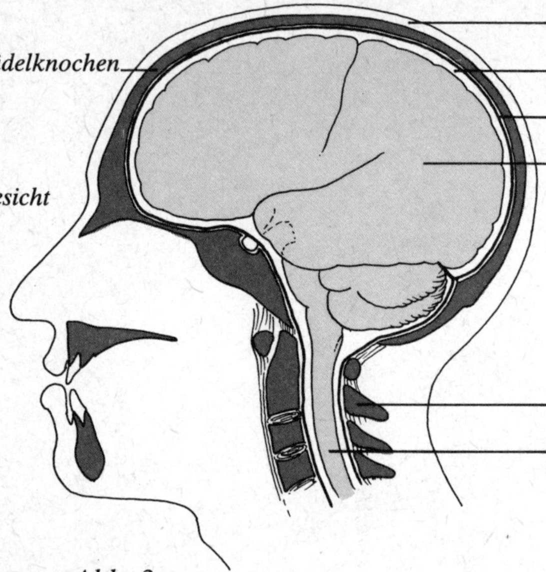

Abb. 3
Ein Kopf im Querschnitt zeigt die geschützte Lage des Gehirns. Es ist umgeben von Nervenwasser, Hirnhäuten und Schädelknochen.

Das Gehirn ist besonders gut mit Blut versorgt

Dieses Nervenwasser übrigens ändert bei vielen Hirnkrankheiten seine Zusammensetzung. Der Arzt kann daher aus der Zusammensetzung des Nervenwassers das Vorhandensein einer solchen Krankheit feststellen oder ausschließen. Hierzu kann er im Bereich der Lendenwirbelsäule, wo kein Rückenmark mehr gelegen ist, gefahrlos etwas Nervenwasser entnehmen.

Um richtig funktionieren zu können, benötigt unser Gehirn sehr viel Blut. Es gibt deshalb hier besonders viele Blutgefäße. Nicht weniger als vier große Halsschlagadern führen das Blut vom Herzen zum Kopf und ins Gehirn. Sobald die Adern in die Schädelkapsel eingetreten sind, verbinden sie sich an der Schädelbasis und an der Unterseite des Gehirns eng miteinander. Von hier gehen dann die großen Hirnarterien aus, die sich wiederum immer weiter verzweigen und schließlich in so kleine Adern, den Kapillaren, einmünden, daß diese nur noch unter dem Mikroskop erkennbar sind. Über kleine Blutleiter, die Venolen, wird das Blut dann wieder gesammelt und zu großen Blutleitern geführt, die außerhalb des Gehirns verlaufen. Sie führen schließlich zu den großen Halsvenen und damit zum Herzen.

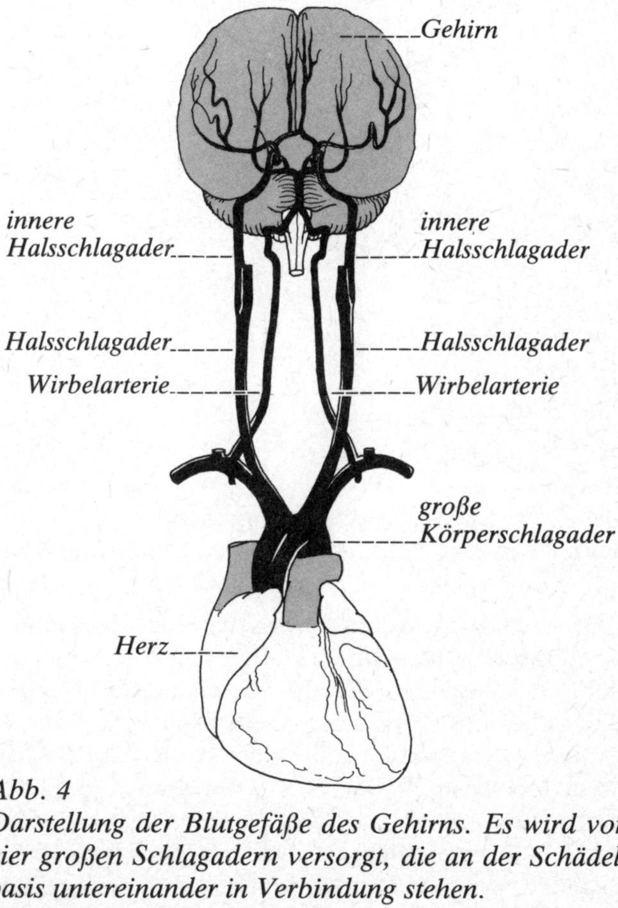

Abb. 4
Darstellung der Blutgefäße des Gehirns. Es wird von vier großen Schlagadern versorgt, die an der Schädelbasis untereinander in Verbindung stehen.

Bevor die großen Kopfschlagadern in die Schädelkapsel eintreten, gehen von ihr große Arterien zur Versorgung der äußeren Kopfmuskeln ab, also der Kau- und Gesichtsmuskulatur und zu den Nackenmuskeln. Auch Mund und Zähne, die Nase und ihre Nebenhöhlen sowie Kopfhaut und Kopfschwarte werden von hier aus versorgt. Weil an dieser Stelle außerordentlich viele Adern verlaufen, können auch schon kleine Kopfverletzungen zu starken Blutungen führen.

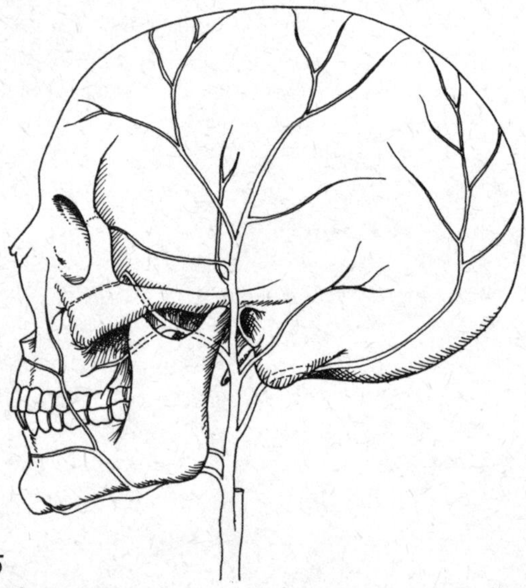

Abb. 5
Die äußeren Kopfarterien versorgen vor allem die Haut, die Schleimhäute und die Kopfmuskeln mit Blut.

Die großen Kopfarterien spielen bei der Entstehung von Kopfschmerzen eine wichtige Rolle

Die großen Kopfarterien spielen bei der Entstehung von Kopfschmerzen eine wichtige Rolle – deshalb ist es wichtig, daß Sie sich den hier geschilderten »Versorgungsplan« des Kopfes und Gehirns gelegentlich bei der weiteren Lektüre des Buches ins Gedächtnis rufen.

Unser Gehirn ist – wir haben es schon gehört – völlig schmerzunempfindlich. Deshalb wird die Erkrankung des Gehirns nur selten durch Kopfschmerz angekündigt oder begleitet. Die Sorge vieler Menschen, die ständig unter Kopfschmerz leiden und deshalb glauben, unter einer ernsten Hirnerkrankung zu leiden, ist in den allermeisten Fällen unbegründet. Krankhafte Veränderungen im Inneren der knöchernen Schädelkapsel rufen nur dann einen Schmerz hervor, wenn sie Druck oder Zug auf die größeren Arterien ausüben, wenn sie also die Arterien von ihrem angestammten Platz verdrängen, oder wenn es zu einer Dehnung oder Reizung der harten Hirnhaut kommt, also etwa bei einer Hirnhautentzündung. Auch krankhafte Prozesse, die auf Nerven mit schmerzleitenden Fasern drücken, führen zu Kopf- oder Gesichtsschmerzen. Gelegentlich entsteht ein Schmerz in solchen Nervenstämmen aber auch ohne für uns erkennbaren Anlaß, wir nennen dies eine Neuralgie.

Meist unbegründet: die Angst vor einer schweren Hirnerkrankung

Der Nerv, welcher die schmerzleitenden Fasern großer Teile des Kopfes mit sich führt, heißt Nervus trigeminus, der Drillingsnerv. Er überträgt Schmerzimpulse von Gesicht, Kopfhaut sowie den vorderen und mittleren Schädelpartien zum Gehirn. Die hinteren Schädelpartien werden von den obersten drei Nervenwurzeln des Rückenmarks versorgt. Daraus folgt: Erkrankungen in der hinteren Schädelgrube werden oft im Nacken, die der anderen Partien in der Stirn empfunden.

Viel häufiger als die innerhalb der Schädelkapsel gelegenen Strukturen verursachen die außerhalb liegenden uns Kopfschmerzen. Alle diese Strukturen sind sehr schmerzempfindlich, am meisten die großen Arterienstämme der Kopfschwarte und die Kopfmuskeln: die Blutgefäße, wenn sie sich abnorm erweitern und – selten – wenn sie sich entzünden, die Muskeln, wenn sie sich übermäßig verspannen oder verkrampfen.

Die großen Blutgefäße der Kopfschwarte, des Gehirns und verkrampfte Muskeln sind häufigste Kopfschmerzverursacher

Vasomotorischer und Spannungskopfschmerz

Vasomotorischer Kopfschmerz, Muskelspannungskopfschmerz oder Streßkopfschmerz sind häufig kombiniert

Die weitaus meisten Kopfschmerzpatienten leiden unter Cephalaea vasomotorica, dem vasomotorischen Kopfschmerz. Wie der griechisch-lateinische Fachausdruck besagt, liegt die Ursache der Beschwerde in den Gefäßen. Diese Form ist sehr häufig kombiniert mit dem Muskelspannungs-Kopfschmerz oder Streß-Kopfschmerz, alles Namen, die auf mögliche Auslöser hinweisen. Geplagte Menschen, die meist seit Jahren andauernd darunter leiden, haben oft längst resignierend festgestellt, daß Medikamente oder physikalische Behandlungen nur vorübergehend helfen können. Gerade für diese Formen des Kopfschmerzes aber gibt es Hilfe durch die Hamburger Moxa-Therapie.

Der Spannungs-Kopfschmerz – wir wollen hier bei diesem Ausdruck bleiben, obwohl meist eine Mischung der möglichen Gründe vorliegt – ist mindestens ebenso häufig wie die Migräne. Die meisten wissenschaftlichen Autoren glauben sogar, daß wesentlich mehr Menschen unter diesem Schmerz leiden als unter Migräne. Auch viele Migränekranke leiden noch zusätzlich unter Spannungs-Kopfschmerz.

Anders als Migräne ist Spannungs-Kopfschmerz nicht anfallsartig. Viele empfinden ihn als permanenten dumpfen Druck im gesamten Kopf. Auch das ist anders als bei der Migräne, die jeweils nur eine Seite befällt. Spannungs-Kopfschmerz tritt an den Schläfen, der Schädeldecke oder zumeist besonders im Nacken auf; von dort strahlt der Schmerz in den Kopf aus. Manchmal wird er wie eine Schraubzwinge empfunden, die um den Kopf gelegt ist. Der Schmerz ist morgens beim Aufwachen schon da und verschwindet den ganzen Tag über nicht.

Oft stellt sich Spannungs-Kopfschmerz jeden Tag ein, manchmal jahrelang, schon seit Kindeszeiten. Andere Kranke wissen schon genau, wann er auftritt:

wenn sie eine wichtige Verabredung haben, wenn etwas im Haushalt noch nicht erledigt ist, wenn es im Beruf bestimmte Probleme gibt.

Den Schmerz sieht man den Betroffenen an: sie furchen die Stirne, ziehen die Augenbrauen zusammen. Der Gesichtsausdruck wirkt starr, ihr Lächeln verzerrt. Nicht wenige beißen die Kiefer aufeinander, knirschen ständig mit den Zähnen – manche Zahnärzte behaupten, durch Zähneknirschen gingen mehr Zähne verloren als durch Karies. Die Kranken sind nervös und hektisch, andere aber auch still und duldsam. Diese Kopfschmerzen werden oft begleitet von Magengeschwüren, Kreuz- und Rückenschmerzen, Enge in der Brust (Angina pectoris), Konzentrationsproblemen, Müdigkeit und Schlafstörungen.

Zunächst lassen sich Spannungs-Kopfschmerzen noch durch Medikamente leidlich beherrschen, die frei verkäuflich sind. Mit häufigem Gebrauch und Gewöhnung verstärken sich die Schmerzen, stärkere Mittel werden nötig. Weil Alkohol diese Art der Kopfschmerzen recht gut lindert, wird auch der Alkoholkonsum steigen und zur Gefahr werden.

Wird Spannungskopfschmerz durch einen chronischen Muskelkater der Kopf- und Halsmuskulatur verursacht?

Vermutlich wird der Spannungs-Kopfschmerz durch die dauernde Anspannung der Kopfmuskeln hervorgerufen. Denn es gibt viele Menschen, die völlig unbewußt die Muskeln des Kopfes, die Stirn-, Kau-, Gesichts- und auch die Nackenmuskeln ständig spannen. Sie können sich auch sonst nicht richtig entspannen und sind laufend verkrampft.

Wird aber ein Muskel permanent angespannt, dann beginnt er irgendwann zu schmerzen. Erstes Beispiel ist der Muskelkater nach einer ungewohnten Tätigkeit. Und so wird der Spannungs-Kopfschmerz auch mit einem chronischen Muskelkater der Kopfmuskulatur verglichen.

Wahrscheinlich ist die Sache allerdings viel komplizierter, denn viele, die ihre Kopfmuskel ständig anspannen, bekommen trotzdem keinen Spannungs-Kopfschmerz. Man vermutet deshalb, daß zusätzlich eine Störung der Gefäßregulation, wahrscheinlich eine Gefäßverengung, eine Rolle spielt. Dadurch könn-

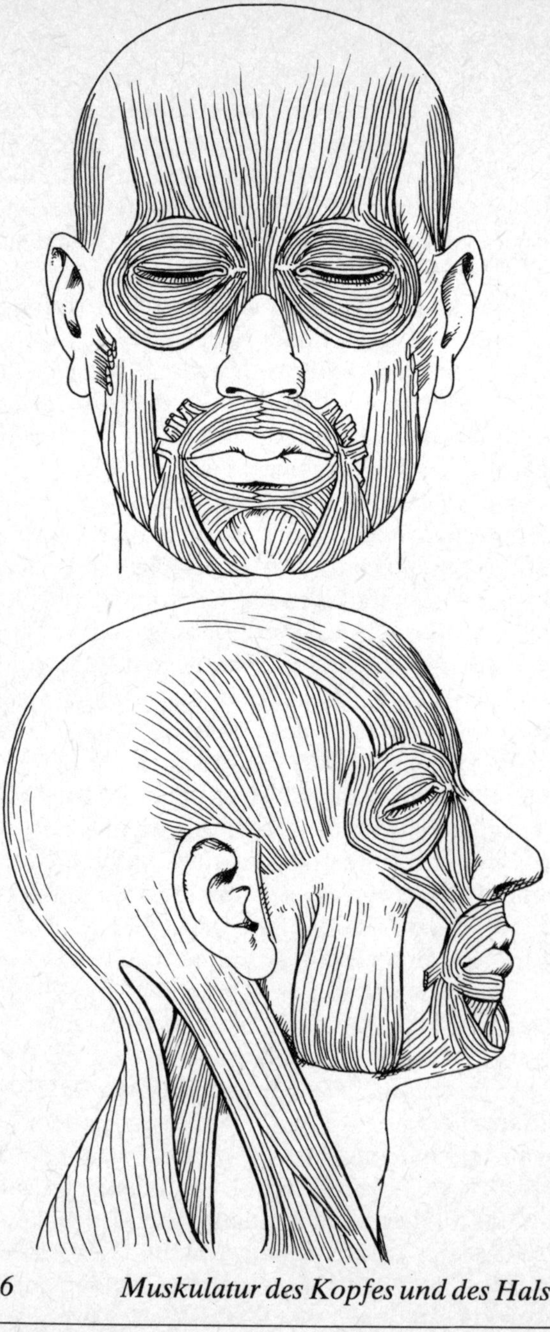

Abb. 6 *Muskulatur des Kopfes und des Halses.*

te es zu einer ungeplanten Häufung von schmerzauslösenden Stoffen in diesen Kopfmuskeln kommen. Eine unbekannte Störung im Schmerzstoffwechsel ist bei Menschen mit erhöhter Schmerzempfindlichkeit möglicherweise auch mit im Spiel. Doch das sind heute noch Spekulationen. Das Gegenteil von Anspannung ist Entspannung. Wer sich »am Kopf« nicht entspannen kann, schafft das meist auch mit den übrigen Körperteilen nicht – Spannungs-Kopfschmerz ist nicht selten eine körperliche Folge seelischer Spannungen. Niemand bestreitet heute mehr, daß sich Konflikte und seelische Spannungen auf unsere Gesundheit auswirken und sogar ernste körperliche Störungen auslösen – das Magengeschwür ist dafür schon fast sprichwörtliches Beispiel.

Spannungskopfschmerz ist häufig eine körperliche Folge seelischer Spannungen

Jeder, der Kopfschmerzen hat, sollte sich selbst sorgfältig beobachten. Er wird feststellen, daß die Fähigkeit zur Entspannung sehr von der seelischen Unruhe oder Ruhe abhängt. Und bei vielen Patienten mit Spannungs-Kopfschmerz ist der Zusammenhang mit seelischer Spannung und äußerem Anforderungsdruck so offensichtlich, daß es fast nicht mehr erwähnenswert erscheint. Oft aber ist ein Zusammenhang bei oberflächlicher Betrachtung noch nicht erkennbar, es scheint alles in Ordnung zu sein. Doch die Konflikte sind nur verdeckt, Ärger und Aggressivität werden vertuscht – »Immer nur lächeln« heißt die Devise, während der Kopfschmerz das Lächeln aufzufressen droht.

Migräne

Ganz anders die Migräne. Früher wurde allgemein angenommen, diese Form des Kopfschmerzes sei eine Modekrankheit mehr oder weniger verwöhnter Damen, die sich bei Auftauchen von Schwierigkeiten mit einer plausiblen Entschuldigung in das verdunkelte Schlafzimmer zurückziehen wollten. Heute weiß man – oder glaubt zu wissen –: Migräne ist eine angeborene, ererbte Störung der Gefäßregulation, unter der

Migräne, eine ererbte Störung der Gefäßregulation, die anfallsartig und meist halbseitig auftritt

viele Menschen, darunter nicht wenige Männer und nicht selten von Kindesbeinen an, ein Leben lang leiden müssen.

Migräne ist keine lebensbedrohende Krankheit. Aber der Begriff steht für jahre-, jahrzehntelange Beeinträchtigung von Lebensfreude und Leistungsfähigkeit. Der Name ist eine französische Verballhornung von »hemicrania«, d. h. »halbseitiger Kopfschmerz«, was um Christi Geburt von Ärzten für eine Kopfschmerzart benutzt wurde, die schon 1000 Jahre zuvor von den Babyloniern beschrieben wurde. Von einer modernen Zivilisationskrankheit kann also eigentlich in diesem Zusammenhang nicht gesprochen werden.

Von der Migräne sind vorwiegend Frauen betroffen

Die Ursache dieser Krankheit blieb jedoch lange Fehldeutungen ausgesetzt, bis vor etwa 200 Jahren mit der Beschreibung des Blutkreislaufs erkannt wurde, daß eine gestörte Regulation der Weite der Kopfblutgefäße einer Migräne-Erkrankung zugrunde liegen muß. Charakteristisches Merkmal der Migräne ist der halbseitige Kopfschmerz, verbunden mit Erbrechen. Der Schmerz tritt attackenweise auf, überfallartig wie ein Gewitter an einem heißen Sommertag. Dauernder Kopfschmerz ist kein Zeichen von Migräne, er beweist vielmehr, daß es sich eben nicht um einen Migräne-Anfall handeln kann.

Heute gilt folgende wissenschaftliche Definition: Die Migräne ist ein familiär auftretendes Leiden, das durch wiederholte Kopfschmerz-Attacken unterschiedlicher Dauer, Heftigkeit und Häufigkeit gekennzeichnet ist. Die Kopfschmerzen sind gewöhnlich einseitig und gehen mit Appetitlosigkeit, Übelkeit und Erbrechen einher. In einigen Fällen gehen den Kopfschmerzen neurologische und psychische Funktionsstörungen voraus oder sie begleiten sie.

Zwar sind vorwiegend Frauen betroffen, aber mit 30 bis 40 Prozent sind auch Männer an der Zahl der Migräne-Kranken beteiligt. Auch Kinder werden nicht verschont. Die erste Attacke tritt bei immerhin einem Viertel aller Migräne-Kranken schon im ersten, in den meisten Fällen aber im zweiten oder dritten

Lebensjahrzehnt ein. Am häufigsten ist Migräne bei Frauen im gebärfähigen Alter: fast jede Frau dieser Altersgruppe leidet darunter. Wer das 45. Lebensjahr überschritten hat und noch nie Migräne hatte, bleibt verschont, im höheren Lebensalter tritt sie nicht mehr auf. Mit zunehmendem Alter werden die Attacken auch bei den Migräne-Kranken seltener und weniger heftig – ein schwacher Trost.

Einige Kranke spüren den Anfall schon tags oder abends zuvor an einer stets gleichen gehobenen Stimmung und gesteigerter Leistungsfähigkeit. Viele sind vorher besonders gereizt und traurig-verstimmt. Sehstörungen sind bei den häufigsten Formen unmittelbare Anzeichen der einsetzenden Attacke, sie halten etwa 30 Minuten an. Die Betroffenen sehen Kreise, Regenbogenspektren, zackig begrenzte Figuren wie Aufsichten mittelalterlicher Befestigungen. Erst im Anschluß an die Sehstörungen meldet sich der Kopfschmerz, oft nach einer kurzen Pause. Dieser Schmerz pocht, hämmert, sticht im Takt mit dem Pulsschlag. Er kommt binnen einer bis zwei Stunden zu einem Höhepunkt, um dann sechs bis zwölf Stunden, in extremen Fällen über zwei Tage lang auszuklingen.

Fast immer wird der Migräneanfall von Übelkeit und Erbrechen begleitet

Mit den zunehmenden Kopfschmerzen tritt Übelkeit und Erbrechen ein. Mit dem Erbrechen ist der Migräne-Anfall oft schlagartig beendet. Er kann aber auch noch länger anhalten. Weitere mögliche Begleiterscheinungen sind Frösteln, Schwitzen, Herzjagen, Durchfall, Mundtrockenheit, Durst. Die Betroffenen sind ängstlich, gereizt, licht- und lärmempfindlich und in schweren Fällen sogar besonders geruchsempfindlich. Sie sind völlig unfähig, einer geordneten Tätigkeit nachzugehen. Seltener sind Lähmungserscheinungen, Sprachstörungen und Beeinträchtigungen der Wortfindung, Doppeltsehen, Gangunsicherheit und Schwindel, Verwirrtheit und – sehr selten – Bewußtlosigkeit.

Nach heutiger Erkenntnis besteht bei der Migräne eine ererbte gesteigerte Neigung zur Gefäßverengung. Mit ihr beginnt der Anfall. Wahrscheinlich sind kleine, für erblich Unbelastete unbedeutende Anlässe Auslöser dieser Gefäßverengung der kleinen und Gefäßerweiterung der großen Kopfarterien.

Die Verengung der kleinen Gefäße wird wahrscheinlich von einer körpereigenen chemischen Substanz verursacht, die dann von den Körperwänden aufgenommen wird und dabei ihre verengende Wirkung verliert. Unter dem Einfluß anderer Substanzen kommt es nun zu einer Erweiterung der Gefäße. Diese Dehnung der Gefäße wird als schmerzhaft empfunden, wobei die Schmerzempfindlichkeit zuvor durch die erstgenannte Substanz noch vergrößert wurde. Der Schmerz wird dabei erst und vorwiegend bei der Erweiterung der großen, überhaupt nur schmerzempfindlichen Kopfarterien hervorgerufen, vor allem der außen gelegenen.

Die Erweiterung der großen Kopfarterien ist wahrscheinlich der Hauptschmerzverursacher

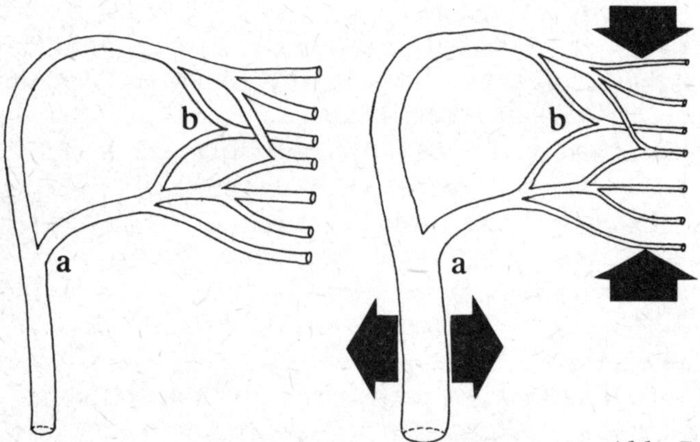

Abb. 7

Schematische Darstellung der Verhältnisse im Migräneanfall. Die großen Arterien (a), vor allem die äußeren Kopfarterien, erweitern sich, was schmerzhaft empfunden wird. Die kleinen Arterien (b) verengen sich; eine mangelnde Durchblutung und Sauerstoffversorgung der Hirnrinde haben flüchtige Sehstörungen oder Lähmungen zur Folge.

Die Verengung der kleinen Gefäße lösen vorübergehende Durchblutungsstörungen im Gehirn aus

Die Gefäßverengung ist leicht an der Gesichtsblässe erkennbar. Auch die Begleiterscheinungen der Migräne wie Lähmungserscheinungen, Mißempfindungen, auch Erbrechen, sind wahrscheinlich auf Durchblutungsstörungen in bestimmten Hirnteilen zurückzuführen.

Jeder Migräne-Kranke, der sich selbst beobachtet, wird seine individuellen Anfallsauslöser mit der Zeit kennenlernen. Aber nicht jeder dieser Auslöser ist tatsächlich auch Ursache. Viele Frauen sehen einen Zusammenhang mit der Monatsblutung. Keinesfalls aber ist Migräne eine hormonelle Störung. Andererseits sollten Frauen, die unter Migräne leiden, nicht unbedingt die »Pille« als Verhütungsmittel benutzen, weil inzwischen bewiesen scheint, daß unter der Behandlung mit der Anti-Baby-Pille schwere Migräne-Fälle auftreten können.

Es gibt viele spezielle Migräne-Auslöser

Die Hälfte aller Migräne-Kranker gibt auf Befragen eine verstärkte Wetterfühligkeit an. Besonders Tiefdruckgebiete, Gewitter und Föhn gelten als Migräne-Auslöser. Trotzdem ist ein unmittelbarer Zusammenhang zwischen Wetterlage und Migräne wissenschaftlich nicht nachweisbar.

Gleiches gilt für den Zusammenhang zwischen Ernährung und Migräne, auch wenn in Einzelfällen anderes beobachtet wird. Alkohol allerdings kann eine latente Migräne auslösen, denn Alkohol erweitert die Blutgefäße.

Flucht in die Krankheit

Unbestritten ist dagegen der Einfluß seelischer Belastungen, was viele Kranke an sich selbst erfahren mußten. Zwar sind diese Menschen nicht öfter und nicht stärker Belastungen ausgesetzt als andere, sie reagieren jedoch eher und dann gleich mit einer Schmerzattacke. Meist aber vermag die Hamburger Moxa-Therapie die Symptome und Beschwerden zu lindern, sehr häufig sogar völlig zu beseitigen. Mit erstaunlich wenig Aufwand bekommen Sie Ihre Migräne in den Griff. Und schließlich gibt es auch noch jene Fälle, in denen eine Migräne ausgerechnet immer am Wochenende oder in den Ferien oder vor einem Theaterbesuch auftritt. Unbewußt reagiert der oder die Kranke damit auf eine Situation, der er oder sie nicht gewachsen ist, der er oder sie am liebsten ausweichen möchte, Flucht in die Krankheit.

Halswirbelsäule

Auch von der Halswirbelsäule kann ein Kopfschmerz ausgehen, wenn diese aus irgendeinem Grund verletzt wurde. Diese Verletzung muß nicht offensichtlich sein, sie ist es sogar regelmäßig nicht. Allgemein bekannt wurde diese Verletzungsart durch die Verkehrsmedizin, durch den Begriff des Schleudertraumas. Auch wenn dies eigentlich den Hergang der Verletzung, nicht aber die Art beschreibt: bestimmte mechanische Kräfte wirken so ungünstig auf die Wirbelsäule ein, daß dort Verletzungen an der Wirbelsäule selbst oder an den Gefäßen, den Nerven oder am Rückenmark hervorgerufen werden.

Denn im Hals bestehen mit den auf engstem Raum verlaufenden und vorhandenen Gewebestrukturen, Knochen, Knorpeln, Nerven und Gefäßen unzählige Möglichkeiten, Störungen der Funktion zu bewirken. Eine äußerlich unverletzte Haut und tastbar unverletzte Muskulatur lassen keine Rückschlüsse darauf zu, ob ein solches Schleudertrauma gesetzt wurde oder nicht. Bandscheibenverletzungen, Verrenkungen der Halswirbelsäule, Schädigungen des Rückenmarks, Muskel- oder Bandzerrungen bzw. Zerreißungen sind nicht einfach festzustellen, auch nicht für den erfahrenen Arzt.

Schleudertrauma: Bei einem Auffahrunfall wird der Körper zusammen mit dem Sitz ruckartig unter dem freischwebenden Kopf vorwärts und rückwärts bewegt

Das Schleudertrauma wurde, wie gesagt, besonders aus der Verkehrsmedizin bekannt: bei einem Auffahrunfall wird der Körper zusammen mit dem Sitz ruckartig unter dem frei schwebenden Kopf vorwärts oder rückwärts bewegt. Dadurch werden die vorderen bzw. hinteren Teile des Halses überdehnt, es kommt zu Blutungen und Einrissen. Bandscheibenzerreißungen werden oft begleitet von Blutergüssen in den Gelenken der Wirbel.

Das Problem des Arztes besteht nun darin, auch Weichteilschäden zu erkennen. Das Röntgenbild stimmt häufig mit dem übrigen Befund nicht überein. Das gilt beileibe aber nicht nur für Unfallfolgen, auch wenn die Dunkelziffer in diesem Fall besonders hoch ist und sicher mancher Fall von Kopfschmerz Spätfolge eines nicht erkannten Schleudertraumas sein kann. Ein Schleudertrauma kann auch durch eine unbedachte Bewegung verursacht werden.

Das Röntgenbild stimmt häufig mit dem übrigen Befund nicht überein

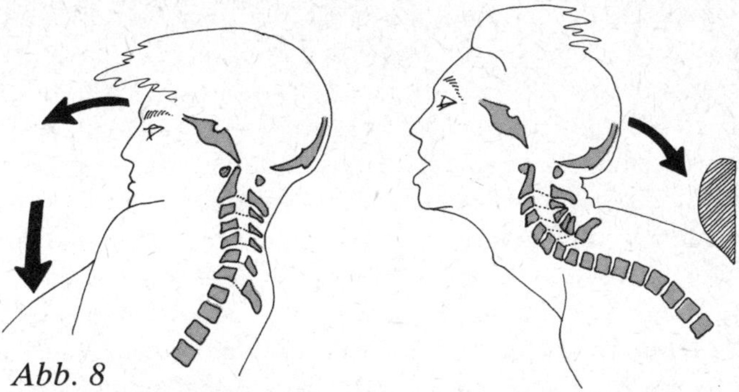

Abb. 8
Darstellung der typischen Entstehung eines Schleudertraumas der Halswirbelsäule bei Verkehrsunfällen.

Oft werden auch schlichte Abnutzungserscheinungen an den Bandscheiben der Halswirbelsäule für Kopfschmerzen verantwortlich sein. Der weitaus größte Teil der von der Wirbelsäule ausgelösten Kopfschmerzen haben ihre Ursache in Bandscheibenschäden, Verschleiß oder Fehlhaltungen durch chronische Muskelverkrampfungen in der oberen Wirbelsäule –

Abnutzungserscheinungen an den Bandscheiben der Halswirbel, Fehlhaltungen und chronische Muskelverkrampfungen sind eine sehr häufige Ursache von Kopf- und Nackenschmerzen

Abb. 9
Schematische Darstellung der Versorgungsgebiete der 2. und 3. Nervenwurzel der oberen Halswirbelsäule. Wurzelreizungen mit Ausstrahlung in das Versorgungsgebiet sind sehr häufig.

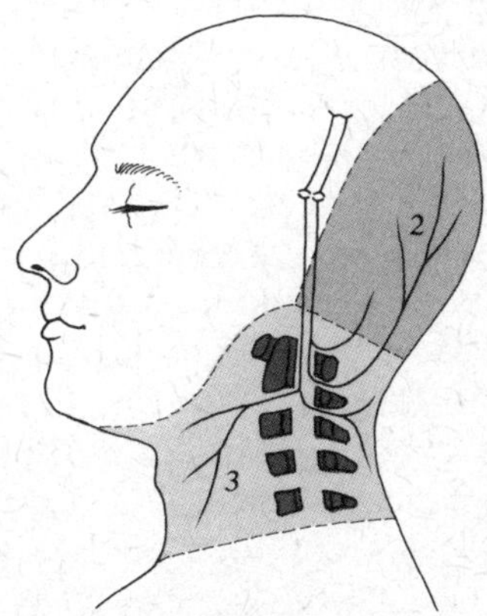

ein ungemein häufiges Problem. Und gerade hier verspricht die Hamburger Moxa-Therapie sehr gute Selbstbehandlungserfolge. Der berühmte Griff in den Nacken, wenn ein Autofahrer sein Auto verlassen hat, ist ein Zeichen für ein solches HWS-Syndrom (HWS = Halswirbelsäule, Syndrom = Krankheitsbild). Permanenter Zug von verkrampften Muskeln, Verformungen der Wirbelkörper im Hals und Bandscheibenschäden führen zu Quetschung oder Schädigung der benachbarten Nerven, es kommt zu einer Kettenreaktion, an deren Ende die Nervenreizung und damit einhergehender Kopfschmerz stehen. Diese Verschleißerscheinungen allein können aber für die Kopfschmerzen nicht verantwortlich sein, sonst würden mit zunehmendem Alter alle Menschen unter dem HWS-Syndrom leiden, denn Verschleißerscheinungen hat schließlich jeder von einem gewissen Alter an. Gerade hier ist der Übergang vom HWS-bedingten Kopfschmerz zum Spannungs-Kopfschmerz fließend.

Posttraumatischer Kopfschmerz

Sogenannte posttraumatische Kopfschmerzen, also solche nach Gehirnerschütterungen oder Schädelverletzungen, stellen den Arzt immer vor schwierige, oft sogar widersprüchliche Probleme. Ihre Häufigkeit variiert, je nach Autor, von 30 bis 70 Prozent aller Unfälle. Andererseits besteht die Ansicht, daß subjektive Beschwerden, vor allem diese posttraumatischen Kopfschmerzen, zum größten Teil unfallfremd bzw. versicherungsbedingt sind, auf deutsch: der Kopfschmerzpatient strebt, bewußt oder unbewußt, nach einer Rente, zumindestens aber nach einer »Anerkennung« des erlittenen Schadens und des Durchgemachten, vielleicht auch verbunden mit verdrängten Schuldgefühlen.

Die posttraumatischen Kopfschmerzen sind gewöhnlich mit anderen Beschwerden gekoppelt, etwa mit Schwindel, Gedächtnismangel, Konzentrationsschwäche, Schlafstörungen. Hauptsymptom bleibt aber der Kopfschmerz. Er wird als vorwiegend örtlich geschildert, dumpf und drückend in der Tiefe des Kopfes, manchmal auch ausschließlich im Hinterkopf. Der Schmerz steigert sich deutlich nach psychischer oder physischer Belastung, bei Aufregungen (auch angenehmen), bei anderen Erkrankungen oder bei Hitze und Alkohol. Auch in diesen Fällen kann die Hamburger Moxa-Therapie Ihnen nachhaltig helfen.

Der posttraumatische Kopfschmerz ist häufig mit Schwindel, Gedächtnismangel, Konzentrationsschwäche und Schlafstörungen gekoppelt

Seltene Kopfschmerzarten

Selten, aber nicht minder ernst zu nehmen sind einige Formen von Kopfschmerzen, die unbedingt in die Hand des Arztes gehören, wie die Mediziner sagen: sie müssen ärztlich behandelt werden.

Dazu gehört die Arteriitis temporalis (Arterien = Schlagadern, temporalis = zu den Schläfen gehörend, die Endung -itis bedeutet: entzündliche Erkrankung). Unter dem Mikroskop erkennt man in diesem Fall entzündliche Veränderungen der Schläfenarterien, die vor allem gegen Abend und nachts sehr heftig auch Kopfschmerzen im Bereich der Schläfen auslösen. Die Ursachen sind nicht bekannt. Meist macht sich diese Erkrankung bei Frauen und dann auch erst nach dem 50. Lebensjahr bemerkbar. Unbehandelt kann die Arteriitis temporalis zur Erblindung führen.

Der Erkrankte wird wegen Sehschwierigkeiten zunächst den Augenarzt aufsuchen. Er leidet aber unter Appetitlosigkeit und leichtem Fieber und verliert an Gewicht.

Der Cluster-Kopfschmerz verläuft in seinen Anfällen ähnlich wie die Migräne, steht mit dieser aber in keinem Zusammenhang. Die Schmerzen treten meist an einer Kopfseite an oder hinter den Augen auf und strahlen in Stirn und Schläfe aus. Sie klingen spätestens nach zwei Stunden wieder ab, werden aber als sehr intensiv reißend oder bohrend beschrieben. Zwar ist der Cluster-Kopfschmerz kurz, er kann aber bis zu zehnmal am Tag auftreten. Diese Häufung über Tage oder Wochen hat dieser Kopfschmerzart den Namen gegeben: Cluster heißt im Englischen soviel wie Büschel, Haufen.

Von dieser Erkrankung sind sechsmal soviele Männer wie Frauen betroffen. Oft löst Alkohol einen Anfall aus, desgleichen Nitroglyzerine oder Histamine, die in manchen Schnupfenmitteln enthalten sind.

Fehlsichtigkeit kann durch die ständige Anstrengung, den Fehler ausgleichen zu wollen, ebenfalls zu anhaltenden Kopfschmerzen führen: der Versuch, das Mißverhältnis zwischen der Brechkraft und der Achsenlänge des Auges auszugleichen, macht einen Kraftaufwand erforderlich, der zur Ermüdung und schließlich zu Schmerzen führen kann. Weitsichtige Kinder z. B. lesen nicht gerne, weil Lesen zu Kopfschmerzen führt. Diese Kopfschmerzen machen sich durch ein starkes Druckgefühl in der Stirn und ein schmerzhaftes Ziehen hinter dem Auge bemerkbar. Die gleichen Beschwerden haben Kurzsichtige, wenn sie eine Brille tragen, die zu stark »korrigiert«. Auch latentes Schielen führt zu Kopfschmerzen. Viele Schielpatienten können mit Hilfe der Augenmuskeln, also »mit Gewalt« die Augen in der richtigen Stellung halten: man sieht ihnen dann nicht an, daß sie schielen. Erst bei Ermüdung oder nach Alkoholgenuß weicht die Achsenstellung der Augen voneinander ab.

Durch die Korrektur der Augenstellung durch die Muskeln werden diese Muskeln auf die Dauer überbeansprucht. Das wiederum führt zur Ermüdung und Schmerzen.

Entzündungen der Nasennebenhöhlen rufen meist erhebliche Gesichtsschmerzen hervor. Je nach betroffener Nebenhöhle liegt dieser Schmerz mehr im Oberkiefer oder in der Stirn, er kann aber auch in den ganzen Körper ausstrahlen. Typisch: der Schmerz nimmt zu, wenn der Schnupfenkranke oder vom Schnupfen gerade Genesene sich bückt. Beim Aufwachen morgens sind die Schmerzen weg, kurze Zeit nach dem Aufstehen treten sie wieder auf. Oberkiefer und Stirn sind sehr klopfempfindlich. Chronische Nasennebenhöhlenentzündungen als Ursache von Kopfschmerzen sind leicht durch eine Röntgenaufnahme erkennbar. Sie sollten von einem Hals-Nasen-Ohren-Arzt behandelt werden.

Wenn Schmerzen im Kopf von den Zähnen ausgehen, werden diese als Verursacher und Auslöser in der Regel schnell identifiziert. Anders ist es bei Biß-Anomalien. Wenn das Kiefergelenk und die Kaumuskulatur lange Zeit einseitig und falsch belastet werden, dann ist ein hartnäckiger, in Kopf, Ohr, Nacken oder Gesicht ausstrahlender Schmerz im Bereich des Kiefergelenks die Folge. Das Kiefergelenk ist sehr druckempfindlich.

Übergänge zum Spannungs-Kopfschmerz, der bereits beschrieben wurde, sind nicht selten, hier wie dort wird ein Kopfmuskel überstrapaziert.

Auch Bluthochdruck zählt zu den selteneren Auslösern von Kopfschmerzen. Kopfschmerzkranke können unter Bluthochdruck (Hypertonie) leiden, ohne es zu wissen. Typisch ist der Morgen-Kopfschmerz beim Aufwachen, der auf einen Blutdruckabfall zurückzuführen ist, der wiederum eine Unterversorgung des Gehirns verursacht hatte.

Und schließlich kann auch die Verkalkung der Blutgefäße im Gehirnbereich, falsch aber eingängig als Zerebralsklerose bezeichnet, zu Kopfschmerzen führen. Es handelt sich hier meist um eine altersbedingte »Verkalkung« der Blutgefäße im Gehirn, also effektiv eine Verengung und Verhärtung der Blutadern durch Ablagerung von Mineralien.

Kopfschmerz als Begleitsymptom

Einige der Erkrankungen, die zu akuten oder chronischen Kopfschmerzen führen können, wurden bereits beschrieben. Der Vollständigkeit halber seien noch weitere Krankheiten und Krankheitsbilder genannt, von denen bekannt ist, daß sie als Symptom oder Folge heftige Kopfschmerzen haben können. In jedem Fall muß jedoch die Grundkrankheit ärztlich behandelt werden. Führt dies nicht zur Heilung, kann unter ärztlicher Aufsicht die Hamburger Moxa-Therapie durchgeführt werden.

Focal bedingte Kopfschmerzen: focus. Focus heißt Herd, und als Herde bezeichnet der Arzt krankhafte Veränderungen im Körper, die über die unmittelbare Umgebung hinaus Reize auf den gesamten Organismus oder Teile davon ausüben. Es gibt viele Ärzte, die bei Nervenschmerzen, Migräne oder Kopfschmerz grundsätzlich zunächst nach Herden suchen, die sie dann sanieren. Andere Ärzte glauben, daß die Bedeutung solcher Herde bei weitem überschätzt wird.

Arthrotische Prozesse im Kiefergelenk: diese sehr schmerzhaften Erscheinungen sind oft mit Knirschen und Knarren des Gelenks bei jeder Bewegung verbunden.

Immer wiederkehrende Mandelentzündung: falls Mandelentzündungen immer wiederkehren und zu Abszessen führen, oder bei Eiterherden in den Mandeln, wird oft zu einer Entfernung geraten.

Alle Stoffwechselerkrankungen: vor allem die Zukkerkrankheit kann zu Kopfschmerzen führen. Bei Stoffwechselerkrankungen scheint ein regelmäßiger Stuhlgang besonders wichtig, weil chronische Verstopfungen auch zu Kopfschmerz führen kann.

Leberentzündungen: sie können, ebenso wie Gallenblasenentzündungen und Herzschwäche zu Kopfschmerzen führen.

Bei Nierenleiden ist Kopfschmerz sehr häufig und im fortgeschrittenen Stadium sogar fast immer vorhanden, da es zu mehr oder weniger starken Vergiftungen des Körpers kommt.

Psychiater halten 60 bis 90 Prozent aller Migräne- und Spannungskopfschmerzen für rein psychischen Ursprungs

Psyche und Kopfschmerz

Eine nicht unterzubewertende Rolle bei allen Arten von Kopfschmerzen spielt – es wurde schon erwähnt – die Psyche. Kopfschmerzen sind das klassische Beispiel (und wohl auch zündender Funke bei der Anerkennung dieses Teilbereichs der Medizin) für die Psychosomatik, die körperliche Auswirkung einer seelischen Erkrankung oder Belastung. Ein an sich unerheblicher Krankheitsherd, unter »normalen« Bedingungen eher zu vernachlässigen, wird bei seelischer Belastung aktiviert. Körper und Seele schaukeln sich gegenseitig hoch, bis die Schmerzschwelle erreicht und überschritten ist. Andererseits: aus den Kriegen und aus den Konzentrationslagern gibt es Berichte, daß während der unbestreitbar erheblichen seelischen Belastung die zuvor vorhandene Migräne oder der Kopfschmerz verschwanden, nachher aber voll wieder auftraten. Widersprüchliches allerorten!

Psychiater, zu denen allerdings meist Patienten kommen, die schon viele Ärzte um Rat gefragt haben, halten sogar 60 bis 90 Prozent aller Migränen und Spannungs-Kopfschmerzen für rein psychischen Ursprungs.

Kopfschmerz ist eine Abwehrhaltung des Körpers gegen geistige Überanstrengung oder gegen akute und chronische Gefühlskonflikte

Wie jeder Schmerz ist auch der Kopfschmerz wohl doch ein Alarmsignal, allerdings weniger ein Alarmsignal bei körperlicher Versehrtheit als vielmehr bei Emotionen, Angst, Unlust oder Schuldgefühlen: eine Abwehrhaltung des Körpers gegen geistige Überanstrengung, gegen akute Gefühlskonflikte, gegen Tätigkeiten, die eigentlich ungeliebt sind. Belgische Wissenschaftler sprechen in einer Untersuchung von Störungen der Umweltbeziehung, von der psychischen Hemmung, Aggressionen freizusetzen.

Kopfschmerz und Migräne als Waffen im zwischenmenschlichen Konflikt.

Niedriger Blutdruck

Der niedrige Blutdruck ist ein wesentlicher Mitfaktor für die Entstehung von Kopfschmerzen

Mitfaktor für die Entstehung von Kopfschmerzen ist sehr oft zu niedriger Blutdruck. Menschen mit niedrigem Blutdruck haben viel häufiger Kopfschmerzen als Patienten mit hohem Blutdruck. Interessant ist auch, daß durch eine Untersuchung bewiesen wurde, daß Patienten mit geistiger Tätigkeit viel häufiger an Kopfschmerzen leiden als Menschen, die mit ihren Händen arbeiten. Der Rückschluß, daß Intellektuelle mehr Kopfschmerzen haben als körperlich tätige Menschen, eben weil sie mehr mit dem Kopf arbeiten, ist jedoch falsch: die körperliche Tätigkeit ist es, die die Kopfschmerzen verhindert.

Schmerzmittel senken den zu niedrigen Blutdruck noch weiter ab

Die häufig wegen der Kopfschmerzen konsumierten Schmerzmittel haben eine wenig bekannte Nebenwirkung: sie senken den zu niedrigen Blutdruck noch weiter ab. Die Schmerzen sind zwar weg, aber das Allgemeinbefinden leidet häufig erheblich.

Wer unter niedrigem Blutdruck leidet, der klagt meist auch über Müdigkeit, Appetitlosigkeit, Verstopfung, Herzbeschwerden und Schwindelgefühle. Hinzu kommt dann ein dumpfer Kopfdruck, ein Gefühl der Benommenheit. Die Erfahrung zeigt, daß bei Hypotonikern (Hypotonie = niedriger Blutdruck) der Kopfschmerz verschwindet, sobald sich der Patient hinlegt.

Hypotonie ist in der Regel keine gesonderte Erkrankung, sondern anlagebedingt. Ihre Auswirkungen werden durch physikalische und Bewegungstherapien bekämpft. Dazu gehört alles von der Kneipp-Kur über sportliche Aktivitäten bis zu Massagen.

Eine sehr vorteilhafte Wirkung übt die Hamburger Moxa-Therapie auf den niedrigen Blutdruck aus: Er wird zur Norm hin korrigiert. Das heißt, der Kreislauf wird stabilisiert, was sich in einem guten Allgemeinbefinden bemerkbar macht.

Die »Pille«

Zwei Drittel aller Kopfschmerzpatienten sind Frauen. Unbekannt ist jedoch, ob Kopfschmerzen rein hormonelle Ursachen oder eher psychologische Gründe haben. Denn bei vielen Frauen treten die Kopfschmerzen zu Beginn ihrer Monatsblutung auf, was allerdings nach Meinung der Fachleute psychisch bedingt sein muß. Kopfschmerz gilt als eine typische prämenstruelle Beschwerde.

Ein Zusammenhang zwischen Kopfschmerz und biochemischen, hormonellen oder psychologischen Faktoren ist unübersehbar. Erstaunlich ist dabei der Einfluß einer Schwangerschaft auf Migräne: mehr als 80 Prozent aller Frauen mit Migräne geben an, daß sie während ihrer Schwangerschaft völlig frei von Migräne waren und sie sich sehr wohlgefühlt haben.

Für die Zeit der Schwangerschaft verschwindet die Migräne in über 80 Prozent der Fälle

Kopfschmerzen und Migräne lassen sich im Klimakterium oft durch Hormoninjektionen beheben. Der Wirkungsmechanismus dieser Heilung ist jedoch noch nicht bekannt.

Gelegentlich führt auch eine Allergie zu chronischen Kopfschmerzen. Solche Patienten reagieren besonders auf bestimmte Nahrungs- oder Genußmittel mit dieser Beschwerde. Dabei können schon winzige Spuren eines bestimmten Stoffes zur Auslösung des Schmerzes führen. In diesen Zusammenhang gehören auch Kopfschmerzen als Hauptsymptome von Vergiftungen. Die chronische Bleivergiftung ist eine solche Gesundheitsstörung, die außer zu Mattigkeit, Schlafstörungen und Sehstörungen auch zu Kopfschmerzen führen. Ähnliches gilt von Kohlenwasserstoffderivaten. Sie finden sich besonders in Maschinenreinigungsmitteln, in Feuerlöschern, in Lackfarben, Kühlschränken und Reinigungsmitteln.

Neben dem Lärm, der unbestritten wichtige Ursache für anhaltende Kopfschmerzen sein kann, gehört die Luft zu den durch Umwelteinflüsse am meisten beeinträchtigten Milieuelementen. Verunreinigte Luft kann regelrecht zu einer Vergiftung führen. Wenn z. B. die Luft durch Abgase allzusehr angereichert ist, kann man das Kohlenmonoxyd oft geradezu auf der Zunge schmecken. Besonders Verkehrspolizisten leiden als Folge solcher Luftverschmutzung unter starken Kopfschmerzen.

Der Mensch ist von Natur aus ein Lauf-»Tier«, sein gesamter Bewegungsapparat ist auf die Jagd eingestellt. Unser heutiges Verhalten ist demgemäß eigentlich un-natürlich, auf jeden Fall aber un-physiologisch. Kein Wunder, daß unser Befinden durch mangelnde Bewegung ganz erheblich gestört werden kann.

Dazu gehört dann auch, daß die Beeinträchtigung des Wohlbefindens sich durch ständigen, dumpfen Kopfschmerz auszeichnet. Dieser Kopfschmerz ist eigentlich noch am leichtesten zu beheben: durch reichlich Bewegung in möglichst frischer Luft.

Auch eine weitere Kopfschmerzart ist durch die Beseitigung der Ursachen in der Regel sehr leicht zu beheben, nämlich die gesamte Gruppe der seelisch bedingten Kopfschmerzen. Mit der Lösung einer Konfliktsituation verschwinden diese oft spurlos. Allerdings ist oft eine klare Abgrenzung,wie weit körperliche und wieweit seelische Momente auslösend sind, unmöglich. Wer seinen Ärger in sich hineinfrißt – wer ständig mit den Zähnen knirschen muß vor Ärger –, bekommt mit der Zeit unabwendbar Kopfschmerzen. Die meisten dieser Menschen sind sich über die Ursachen durchaus im klaren. Psychiater raten in solchen Fällen gelegentlich, statt zur Tablette zum Schreibzeug zu greifen: der Rat suchende Patient soll einen bitterbösen Brief an denjenigen schreiben, über den er sich geärgert hat, den Brief in ein Kuvert stecken und dieses zukleben und dann in ganz kleine Schnipsel zerreißen und fortwerfen. Nicht selten ist der Ärger und damit der Kopfschmerz wie weggeblasen.

Der »Kater« ist ein typischer Gefäßkopfschmerz

Nicht gerade zu seltenen, aber unbedingt auch in diesem Zusammenhang erwähnenswerten Kopfschmerzarten gehört der »Kater«, für den es sogar einen wissenschaftlichen Namen gibt: Cephalaea postfestam. Die Ursachen sind klar: zuviel Alkohol, zuwenig Schlaf, zuviel Nikotin oder schlechte Luft. Der Kater-Kopfschmerz ist ein typischer Gefäß-Kopfschmerz, weil Alkohol eine Erweiterung der Blutgefäße innerhalb und außerhalb des Schädels bewirkt. Andere Faktoren spielen jedoch auch eine Rolle, denn durch Alkoholgenuß werden der Elektrolyt-Haushalt, der Blutzucker-Stoffwechsel und der Hormon-Haushalt gestört, ganz zu schweigen von der Irritation des Nervensystems. Der Körper benötigt in der Regel zwölf bis 30 Stunden, um das biochemische Gleichgewicht wieder herzustellen. Meist ist der Kopfschmerz dann auch verschwunden.

Kopfschmerzen bei Kindern

Erfahrungsgemäß werden Kopfschmerzen bei Kindern viel zuwenig ernstgenommen. Oft liegt das daran, daß ein Kind seine Kopfschmerzen nicht so nachdrücklich schildern kann wie viele Erwachsene. Erwachsene neigen deshalb zu der Ansicht, Kinder hätten im allgemeinen gar keine Kopfschmerzen.

Kopfschmerzen bei Kindern müssen sehr ernst genommen werden und bedürfen einer gründlichen ärztlichen Abklärung

In Schweden wurde einmal festgestellt, daß 18 Prozent aller Kinder unter Kopfschmerzen leiden. Wichtigste Ursachen dieser meist seelisch bedingten Kopfschmerzen waren Überforderungen in der Schule. Die Kinder unterdrückten Proteste gegen eine Überforderung in Schule und Elternhaus, wodurch es zu starken Erregungszuständen kommt und dadurch wiederum zu Kopfschmerzen. Die Kinder sind verkrampft, unfähig sich zu entspannen und können ihre verkrampfte Haltung nicht lockern.

Dabei ist gerade im Kindesalter die Deutung des Kopfschmerzes besonders wichtig und schwierig. Nicht als solche erkannte Migräne-Anfälle können zu einer Tortur werden.

Kindliche Kopfschmerzen können infolge organischer Befunde im Bereich des Kopfes, im Gesicht oder an der Halswirbelsäule auftreten. Bei Kindern führen Gehirntumoren sehr viel häufiger zu Kopfschmerzen als bei Erwachsenen, weil diese viel schneller an Umfang zunehmen. Gleiches gilt für Blutungen, Abszesse, Zysten, Infektionen. Und gerade bei Kindern können Kopfschmerzen die Folge von unerkannten Sehstörungen oder Geschwülste des Auges, Erkrankungen der Ohren oder der Nebenhöhlen sein.

Bei Kinder führen Gehirntumoren sehr viel häufiger zu Kopfschmerzen als bei Erwachsenen

Meist sind jedoch allgemeinere Erkrankungen Ursache von Kopfschmerzen bei Kindern. Besonders Infektionskrankheiten (Mumps, Masern, Windpokken, Magenverstimmungen, Hepatitis und Nierenerkrankungen) führen zu Kopfschmerzen, desgleichen Blutarmut, Übermüdung oder – sehr wichtig! – Sonnenbrand. Auch Allergien machen sich bei Kindern oft durch Kopfschmerzen bemerkbar.

Gerade bei Kindern mit Kopfschmerzen ist eine Untersuchung der Wirbelsäule wichtig. Falsches Sitzen, zu schwere Taschen und zuwenig Bewegung können zu Wirbelsäulen-Mißbildungen führen, zu denen dann wieder Kopfschmerzen gehören.

Alarmsignale

Nur wenige Hirntumoren sind von Kopfschmerzen als Frühsymptom begleitet

So unerklärlich oft die Ursache von Kopfschmerzen ist, sie können selbstverständlich auch Anzeichen einer ernsten, bedrohlichen Hirnkrankheit sein. Um es aber noch einmal zu wiederholen: auch jahrelange, immer gleichartig wiederkehrende Kopfschmerzen sind in der Regel nicht Folge einer Hirngeschwulst. Nur wenige Hirntumoren sind von Kopfschmerzen als Frühsymptom begleitet. Ich möchte trotzdem jedem langjährig Kopfschmerzleidenden empfehlen, sich auf die Diagnose Hirntumor gründlich untersuchen zu lassen. Es gibt heute diagnostische Verfahren, die nicht aufwendig sind und den Hirntumor ziemlich sicher ausschließen können. Wenn auch manchmal dem Fachmann die medizinische Begründung für eine solche Untersuchung sehr schwerfällt, so wird doch dem Patienten eine große Last von der Seele genommen, und das sollte Grund genug sein.

Hinweise auf eine ernsthafte Gesundheitsstörung sind akute, noch nie dagewesene Kopfschmerzen. Besonders, wenn sie mit hohem Fieber oder Erbrechen, vielleicht gar mit Bewußtlosigkeit oder geistiger Verwirrung verbunden sind, muß sofort der Arzt konsultiert werden.

Bei alten Menschen ist neu auftretender Kopfschmerz ernst zu nehmen. Es könnte ein Alarmsignal vor einem Schlaganfall sein.

Wenn Kinder über heftige Kopfschmerzen klagen, sollten sie immer einem Arzt vorgestellt werden.

Wenn Kopfschmerzen nach einem Schlag auf den Kopf oder nach anderen Verletzungen im Laufe von Stunden oder Tagen zunehmen, ist es ein sehr ernstes Alarmsignal, das einer gründlichen ärztlichen Abklärung bedarf.

So kommt es zu Rückenschmerzen – und so werden sie vermieden

Sehr viele Menschen leiden irgendwann, für längere Zeit und häufig genug dauernd, unter Rückenschmerzen. Sie sind geradezu als eine Krankheit unserer Zeit zu bezeichnen. Um zu verstehen, wie es zu diesen Rückenschmerzen kommen kann, muß es jetzt ein bißchen theoretisch und anatomisch werden. Wenn Sie sich durch diese Theorie durchgekämpft haben, wird Ihnen aber noch eher einleuchten, weshalb und auf welche Weise die Hamburger Moxa-Therapie Ihnen helfen kann.

Der Rücken

Das menschliche Skelett erhielt seine Form, als sich die Menschen vor mehr als einer Million Jahren entschieden, aufrecht zu gehen. Das Skelett ist ein Knochenturm, der mit Gelenken verschiedener Art zusammengesetzt ist und auf diese Weise ein so bewegliches und ausbalanciertes Gerüst abgibt, daß der Mensch trotz der verhältnismäßig kleinen Füße laufen, springen und sich bücken kann. Die 206 Knochen des erwachsenen Menschen bilden die Verankerung für seine Muskeln und einen Schutz für seine lebenswichtigen inneren Organe. Die Knochenstrukturen haben vielfältige Formen, von den flachen Platten der Schädelknochen bis zu den selbst noch unterschiedlich gebauten Ringen der Rückenwirbel. Sie sind kräftig und doch biegsam und haben sich mehr oder weniger gut an die einzigartige Haltung des Menschen angepaßt. Wenig andere Wesen haben so lange Beine im Vergleich zu den Armen, Füße mit einem so hohen Spann oder so hochdifferenzierte Hände, die sich besonders wegen der Stellung des Daumens zum Anfertigen von Werkzeugen eignen.

Das Rückgrat aber ist weniger gut angepaßt. Der menschliche Säugling wird mit einem geraden Rückgrat geboren. Nachdem er aber das Gehen erlernt hat, bilden sich die charakteristischen Krümmungen heraus. Ähnlich wie ein hoher Turm, der durch spezielle Halteverstrebungen und Seile in seiner Position gehal-

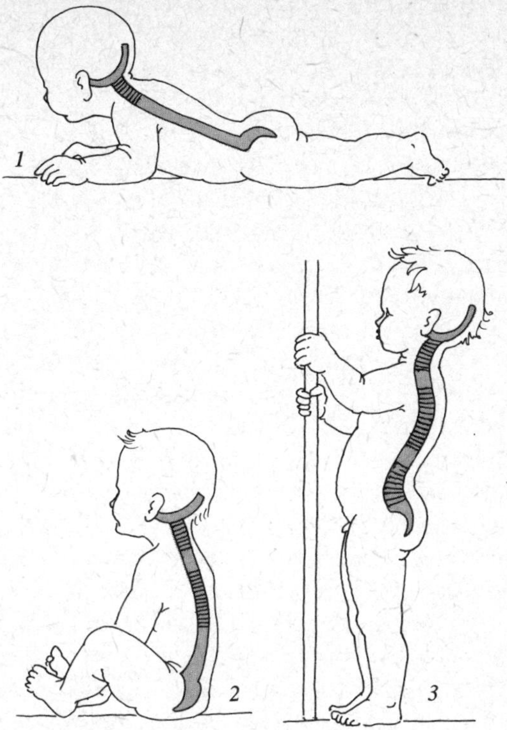

Abb. 10
Die Entstehung der natürlichen Wirbelsäulen-Krümmungen. Beim Kleinkind bildet sich nach entsprechender Kräftigung der Nackenmuskulatur und -bänder zuerst die Krümmung des Halsteiles nach vorn (1) aus. Nachdem das aufrechte Sitzen (2) erlernt worden ist, entsteht beim aufrecht stehenden Kind die kräftige Lendenkrümmung mit ausgleichender Brustkrümmung (3).

ten werden muß, damit er nicht umfällt, muß auch das Rückgrat, das aus 26 mit Gelenken versehenen Knochen besteht, durch Muskeln und Bänder aufrecht gehalten werden. Zwei Bänder, die sich vorn und hinten über die ganze Länge des Rückgrats ziehen, und zwei große Muskelstränge halten das Knochengerüst in seiner Lage. Ohne diese Bänder und Muskeln würde die Wirbelsäule aufgrund des großen Innendrucks der Bandscheiben wie eine starke Feder weit über ihre physiologische Länge hinaus gedehnt werden.

Doch was ist eigentlich der Rücken – und vor allem: Was gehört zu ihm? Nun, setzt sich ein Mensch auf einen Hocker, neigt den Kopf nach vorn und legt die Arme in den Schoß, so ist diese Rückenansicht in ihrer Gesamtheit nicht nur optisch, sondern auch funktionell sein Rücken. Dieses ganze Gebiet, obgleich es aus so verschiedenen Bauteilen zusammengesetzt ist, wie zum Beispiel der Rückwand des Beckens, der Wirbelsäule, den rückwärtigen Anteilen der Rippen, des Nackens und der Schultern, reagiert doch gemeinsam, weil es arbeitsmäßig zusammengehört, es bildet die »Funktionseinheit Rücken«.

Funktionseinheit Rücken

Dabei ist allerdings die Form des Rückens nach Alter, Geschlecht, Ernährungszustand, Ausbildung der Muskeln, Stellung des Rumpfes und Tätigkeit der oberen Gliedmaßen sehr unterschiedlich, so daß man von einer allgemeinen Form nicht sprechen kann.

Die Wirbelsäule

Die Wirbelsäule – das Rückgrat – ist die gegliederte und bewegliche Stütze des Rumpfes. Sie ist sozusagen ein beweglicher Stab, der aus Wirbeln mit den dazwischenliegenden Zwischenwirbelscheiben – den Bandscheiben –, Bändern und Gelenkkapseln besteht und allseitig von Muskulatur umgeben wird.

Betrachtet man die Vorderansicht der Wirbelsäule, so fällt auf, daß die Wirbel von oben nach unten an Größe zunehmen. Jeder Wirbel hat entsprechend der auf ihm ruhenden Last eine andere Gestalt. Die sieben Halswirbel sind relativ zart, da sie nur das durchschnittliche Schädelgewicht von fünf Kilogramm tragen müssen. Die Brustwirbel dienen der Verankerung der Rippen und sind daher relativ unflexibel, da der relativ steife Brustkorb die Bewegung stark einschränkt. Entsprechend den zwölf Brustwirbeln entspringen beidseitig zwölf Rippen. Die Zahl der Hals-

Der Mensch hat sieben Halswirbel, zwölf Brustwirbel, fünf Lendenwirbel

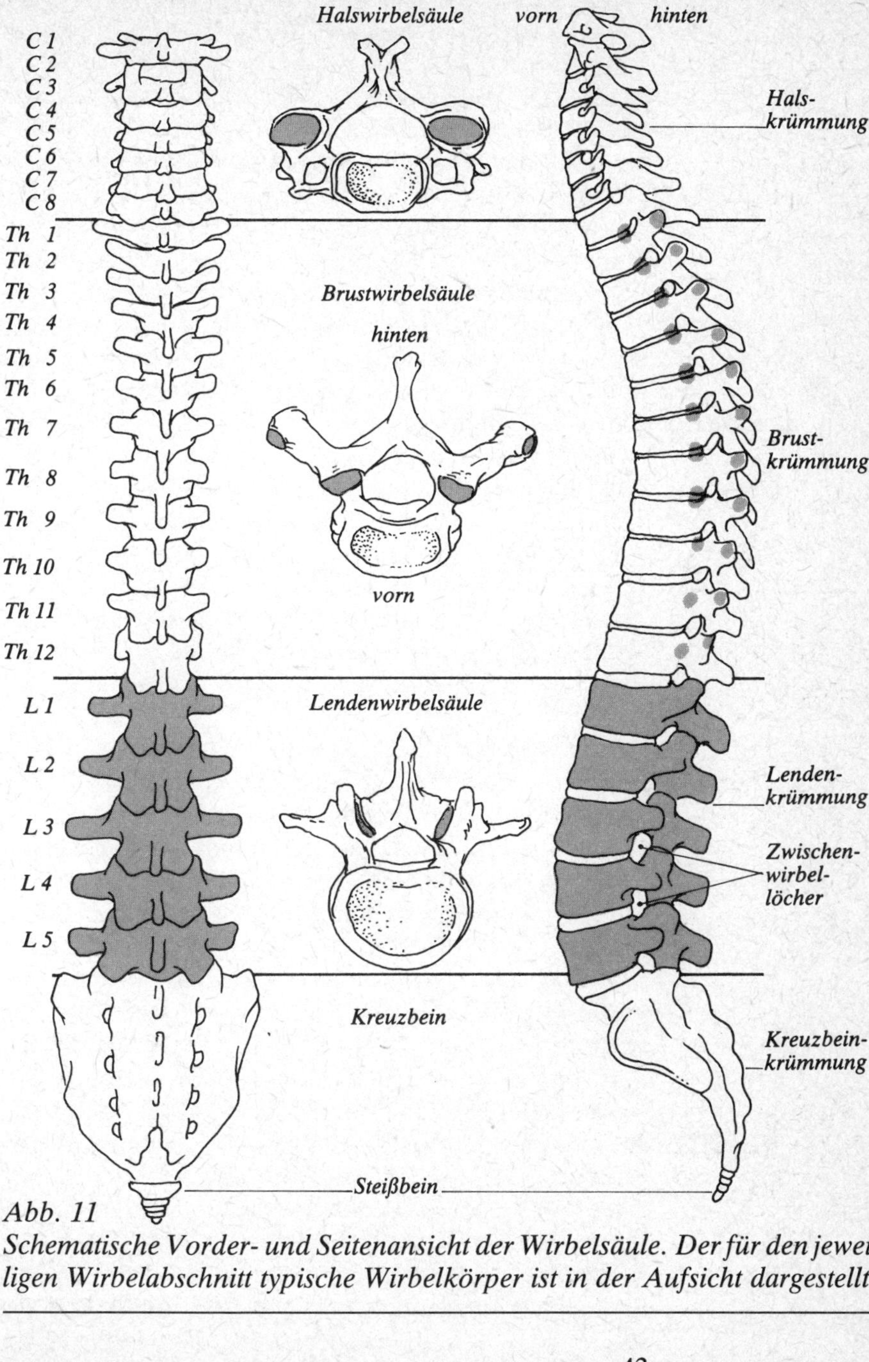

Abb. 11
Schematische Vorder- und Seitenansicht der Wirbelsäule. Der für den jeweiligen Wirbelabschnitt typische Wirbelkörper ist in der Aufsicht dargestellt.

wirbel ist bei allen Säugetieren gleich, die der Brustwirbel kann aber variieren. Sogar der Wal, der aussieht, als ob er überhaupt keinen Hals hätte, hat sieben Halswirbel, und die Giraffe, von der man glauben könnte, sie habe mindestens 20 Halswirbel, hat nur sieben. Der Mensch kann eine zusätzliche Rippe haben, die vom siebten Halswirbel ausgeht, oder die zwölfte Rippe kann fehlen.

Normalerweise hat der Mensch fünf Lendenwirbel, gelegentlich kommen jedoch vier oder sogar sechs vor.

Die Lendenwirbel sind massiger, weil sie enormen Hebelkräften standhalten müssen

Die Lendenwirbel sind massiger, da auf ihnen nicht nur das Gewicht des Kopfes, der Arme und des Rumpfes ruht, sondern sie auch enormen Hebelkräften standhalten müssen. Der letzte Lendenwirbel steht mit dem Kreuzbein in Verbindung, das die Rückseite des Beckengürtels bildet, und fügt somit die Wirbelsäule an das Becken. Das Becken besteht aus drei Knochen, die durch die Kreuzdarmbeingelenke miteinander verbunden sind. Diese Gelenke erlauben geringfügige Bewegungen, die beim Gebären eine Rolle spielen. Die gesunde Wirbelsäule ist von vorne und hinten betrachtet gerade, jede Abweichung von der Senkrechten deutet auf einen Schaden hin.

Von der Seite gesehen weist sie eine leichte doppelt S-förmige Krümmung auf. Die Vorderfläche des Kreuzbeins ist leicht nach außen gewölbt und gestaltet so die Bogenform des Beckens mit, das den Mastdarm, die Blase und die Geschlechtsorgane aufnimmt. Das Steißbein, das mit dem unteren Ende des Kreuzbeins verbunden ist, besteht aus drei oder vier Wirbelsegmenten und ist normalerweise nur etwa 2,5 Zentimeter lang.

Insgesamt weist die Wirbelsäule vier Krümmungen auf: die Halskrümmung (nach vorn konvex), die Brustkrümmung (nach vorn konkav), die Lendenkrümmung (nach vorn konvex) und die Kreuzbeinkrümmung (nach vorn konkav): Diese Krümmungen sind also Anpassungserscheinungen an den aufrechten Gang. Durch die Elastizität der Verbindungen und durch die Krümmungen wirkt die Wirbelsäule wie eine stoßdämpfende Feder, außerdem erhöht die Schlangenform auch die Tragfähigkeit. Die Krümmungsform ist aber nicht starr, sondern sie paßt sich jeder Haltung an, so daß im Stehen, Sitzen oder Liegen die Form jeweils entsprechende Änderungen erfährt. Auch von Mensch zu Mensch zeigen sich Krümmungsunterschiede, zu jedem Körper gehört auch eine bestimmte Form der Krümmung.

Wenn die Vorwärts- oder Rückwärtskrümmung allerdings zu flach oder zu steil ist, werden die Bänder überspannt und verursachen manchmal Schmerzen.

Die Wirbel bilden zusammen einen knöchernen Kanal, der zur Aufnahme des Rückenmarks und der Rückenmarkshäute dient. Die einzelnen Wirbel sind in den verschiedenen Abschnitten der Wirbelsäule zwar abgewandelt, aber ihnen allen ist eine Grundform zu eigen. Das Wirbelloch wird vorn von dem

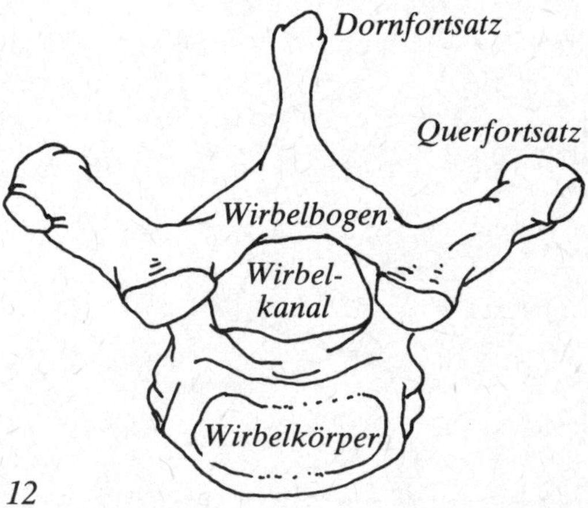

Abb. 12

zylindrischen Körper, hinten von dem schwächeren Bogen umgeben. Vom Bogen gehen mehrere Fortsätze ab. Es handelt sich dabei um die zwei seitlichen Querfortsätze und den rückwärtigen Dornfortsatz, den Sie entlang der Wirbelsäule durch die Haut tasten können. Diese Fortsätze dienen dem Ansatz der Muskeln und Bänder. Die Wirbelkörper sind der eigentlich stützende Bestandteil der Wirbelsäule. Die Wirbel sind untereinander gelenkig durch die beidseitig vorhandenen Wirbelbogengelenke verbunden. Sie sind zwar klein, entsprechen aber im Aufbau weitgehend allen anderen Gelenken im Körper. Sie haben die Aufgabe, die Bewegung zwischen Nachbarwirbeln zu ermöglichen und zu beeinflussen. Zwischen je zwei Wirbelbögen öffnet sich das sogenannte Zwischenwir-

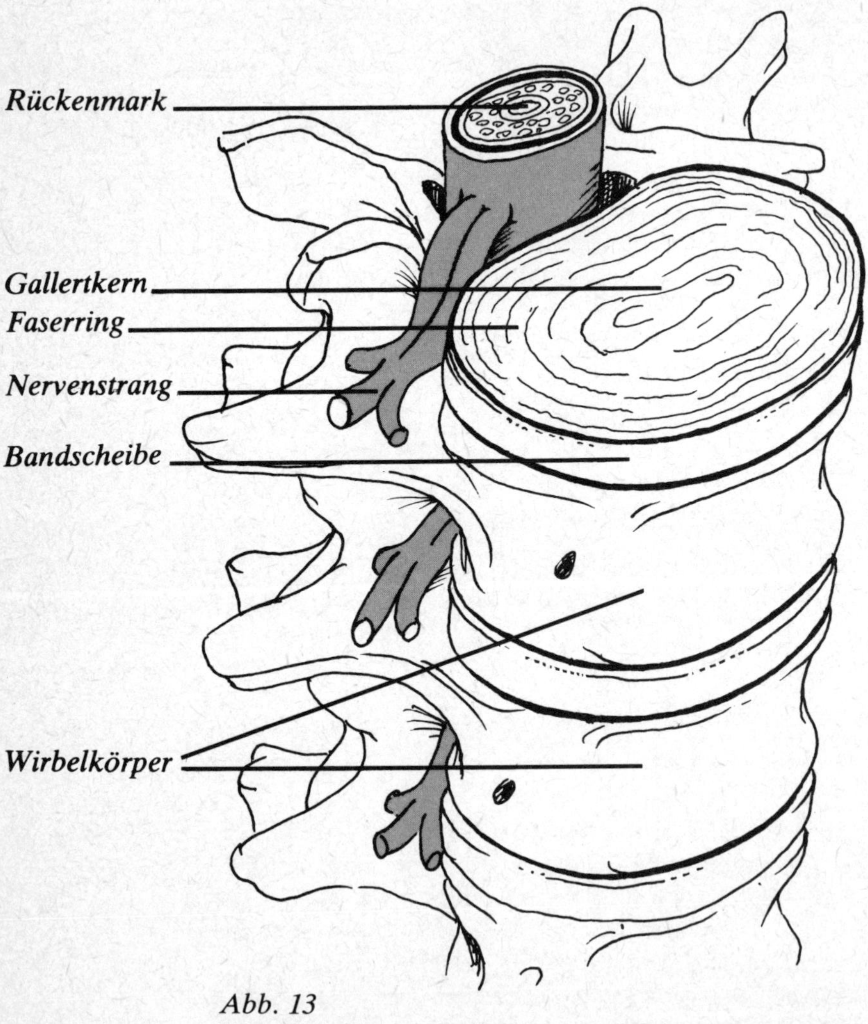

Abb. 13
Räumliche Darstellung der Wirbelsäule mit Bandscheiben, Rückenmark und Nervenwurzeln.

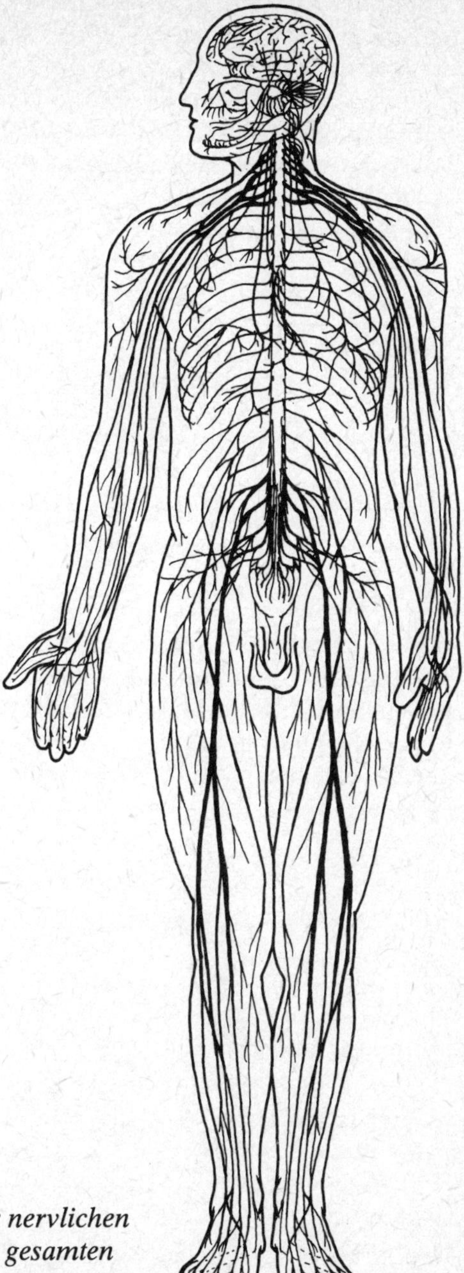

Abb. 14
Darstellung der nervlichen Versorgung des gesamten Körpers

belloch, durch das die Rückenmarksnerven auch Nervenwurzeln genannt austreten. Ein großer, begleitet von mehreren kleinen Nerven geht zu beiden Seiten des Rückenmarks ab und verläßt den Rückenmarkskanal durch das Zwischenwirbelloch. Insgesamt gehen vom Rückenmark 31 Nervenpaare ab, nämlich acht Halsnerven, zwölf Brustnerven, fünf Lendennerven, fünf Kreuzbeinnerven und ein Steißbeinnerv.

Die Nerven verzweigen sich dann im ganzen Körper, so daß praktisch jedes Gewebe versorgt wird.

Die Zwischenwirbelscheiben (Bandscheiben)

Eine der wenigen Ausnahmen dabei sind die Zwischenwirbel- oder Bandscheiben. Sie werden nicht durch Nerven versorgt.

Die Zwischenwirbelscheibe hat, wie der Name besagt, die Form der Scheibe. Man unterscheidet an ihr einen äußeren, sehnigstraffen bindegewebigen Gürtel (Faserring) und eine im Inneren gelegene gallertartige Masse (Gallertkern). Der Faserring wird zusätzlich durch entgegenlaufende Faseranteile verstärkt.

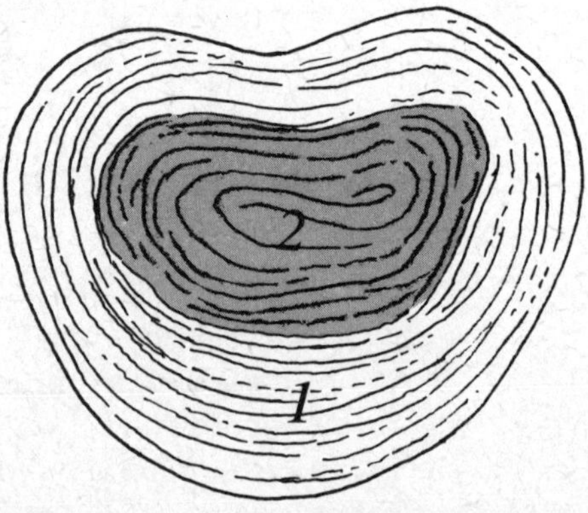

Abb. 15
Schematische Darstellung der Zwischenwirbelscheibe von oben: Faserring (1), Gallertkern (2).

Da es zwischen dem ersten und zweiten Halswirbelkörper keine Bandscheibe gibt, hat der Mensch sechs Hals-, zwölf Brust- und fünf Lendenbandscheiben. Kreuz- und Steißbein haben gewöhnlich keine Bandscheiben und sind verknöchert. Die Zwischenwirbelscheiben werden nach dem über ihnen liegenden Wirbelkörper gezählt. Am Beispiel der Lendenwirbelsäule liegt die fünfte Lendenbandscheibe demnach zwischen dem fünften Lendenwirbelkörper und dem Kreuzbein.

Vor allem den Zwischenwirbelscheiben verdankt die Wirbelsäule ihre Beweglichkeit

Diesen Zwischenwirbelscheiben verdankt die menschliche Wirbelsäule hauptsächlich ihre Beweglichkeit. Man kann sie mit Wasserkissen vergleichen, die den Druck gleichmäßig verteilen und eine Biegung der Wirbelsäule nach allen Richtungen ermöglichen. Dabei sind die Zwischenwirbelscheiben nicht gleichmäßig dick, sondern keilförmig; in der Hals- und Lendengegend sind sie vorn, im Brustgebiet hinten

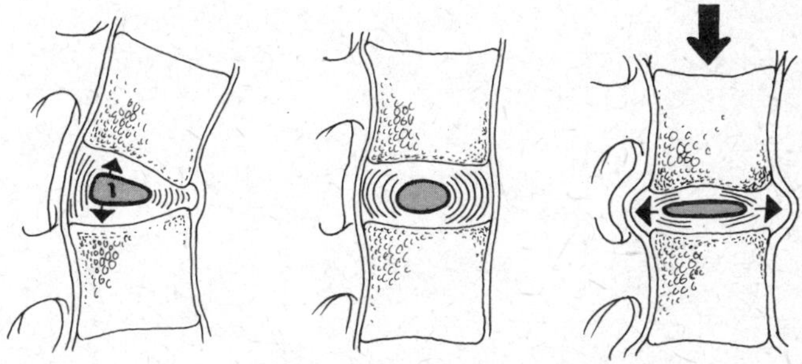

Verhalten bei Beugebeanspruchung — *In Ruhestellung* — *Verhalten bei Druckbeanspruchung*

Abb. 16
Schematische Darstellung der Funktion der gesunden Zwischenwirbelscheibe. Infolge ihres hohen Wassergehaltes ist sie zwar verformbar, nicht aber im Volumen komprimierbar. Dadurch hält sie den Bandapparat bei Beuge- wie auch bei Druckbeanspruchung gespannt und überträgt die Druckbelastungen gleichmäßig auf den ganzen Wirbelkörperdurchschnitt.

höher. Außerdem werden sie vom Kopf abwärts dikker. Wie schon angedeutet, fungieren die Zwischenwirbelscheiben sowohl als Stoßdämpfer als auch als Puffer zwischen den Wirbeln. Dabei handelt es sich um einen aktiven Mechanismus und nicht um eine passive Scharnierwirkung. Insgesamt hat der Mensch 23 dieser Zwischenwirbelscheiben, die ein Viertel der Länge der Wirbelsäule ausmachen, die durchschnittlich 60 Zentimeter lang ist, entsprechend beträgt der Anteil dieser Zwischenwirbelscheiben also etwa 15 Zentimeter.

Der Mensch hat 23 Zwischenwirbelscheiben, die ein Viertel der Länge der Wirbelsäule ausmachen

Im Inneren der letzten Zwischenwirbelscheibe (Bandscheibe zwischen dem fünften Lendenwirbel und Kreuzbein) drücken durchschnittlich 80 bis 120

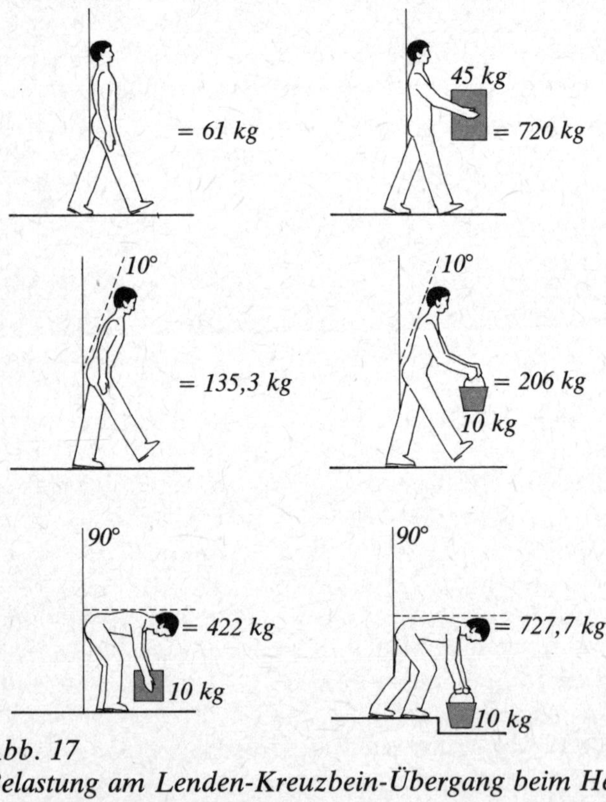

Abb. 17
Belastung am Lenden-Kreuzbein-Übergang beim Heben (nach Kučera und Charvàt).

Kilogramm auf die gesamte Bandscheibenfläche. Der Druck vergrößert sich beim Stehen und verringert sich im Liegen. Welche erstaunlich hohen Belastungen diese kleinen Gebilde bei Verrichtungen des täglichen Lebens ausgesetzt sind und aushalten, können Sie der Abbildung Nr. 17 entnehmen.

Die Zwischenwirbelscheibe kann wie ein Schwamm Wasser aufsaugen. Doch im Gegensatz zum Schwamm, der rinnt, wenn man ihn zusammendrückt, und saugt, wenn man ihn wieder ausläßt, kann die Zwischenwirbelscheibe zusätzlich aktiv Wasser aufnehmen. Wäre das nun nicht der Fall, würde die Zwischenwirbelscheibe in aufrechter Haltung durch das Körpergewicht flach zusammengedrückt werden. Eine gesunde Zwischenwirbelscheibe bleibt jedoch im Stehen aufgequollen. Der Flüssigkeitsaustausch erfolgt allmählich. Tagsüber, wenn die Wirbelsäule die Körperlast zu tragen hat, werden die Zwischenwirbelscheiben zusammengepreßt. Dieser Vorgang ist meßbar: Im Laufe des Tages »schrumpfen« wir um etwa einen Zentimeter.

Auf die letzte Bandscheibe (L 5/S 1) drücken im Stehen 80 bis 120 Kilogramm

Die Umkehr dieses Phänomens wurde nach der Rückkehr von drei Astronauten, die 84 Tage lang in der SKYLAB-Raumstation um die Erde gekreist waren, 1974 von den NASA-Ärzten festgestellt. Die Messung der Körperlängen ergab unmittelbar nach der Landung auf der Erde, daß die Astronauten im Vergleich zu vorher um fast fünf Zentimeter gewachsen waren. Während ihrer langen Erdumkreisung hatten die Bandscheiben immer mehr Flüssigkeit aufgesogen, die aufgrund der fehlenden Erdanziehung (Schwerkraft) nicht mehr herausgedrückt wurde und die Bandscheiben prall gefüllt blieben. Dadurch wurde die Wirbelsäule ausgedehnt und die Astronauten ihrerseits größer. Drei Tage nach ihrer Landung hatten sich die Astronauten wieder von der Schwerelosigkeit auf die Erdanziehung umgestellt, und ihre Körper hatten wieder ihre ursprüngliche Länge erreicht. Bei der Fertigung der Raumanzüge mußte zukünftig die Wirbelsäulenverlängerung berücksichtigt werden.

Die Flüssigkeit, die die Zwischenwirbelscheibe aufnimmt, stammt von dem darüber- und darunterliegenden Wirbelkörper, und der Flüssigkeitsaustausch ist lebenswichtig für die Erhaltung der Gesundheit und die Straffheit der Zwischenwirbelscheiben. Auch wird der Flüssigkeitsaustausch, die Ernährung der Bandscheibe durch häufiges Ändern der Bandscheibenbelastung, also schlicht durch Bewegung der Wirbelsäule begünstigt. Der Slogan »Die Bandscheibe lebt von der Bewegung« hat große praktische Bedeutung für die gesunde als auch für die geschädigte Bandscheibe.

Die Bandscheibe lebt von der Bewegung

Das Rückenmark

Die Wirbelsäule enthält einen weitgehend durch Knochen geschützten Kanal, der das Rückenmark mit seinen Häuten und Gefäßen aufnimmt. Dieser Wirbelkanal reicht vom großen Hinterhauptsloch bis zum unteren Ende des Kreuzbeinkanals. Das Rückenmark ist Teil des zentralen Nervensystems und eine Fortsetzung des Gehirns. Innerhalb des Wirbelkanals verläuft das Rückenmark nur bis zur unteren Brustwirbelsäule und verzweigt sich dann in viele Nervenstränge, die in dem hier reichlich vorhandenen Nervenwasser schwimmen. Entlang der gesamten Wirbelsäule befinden sich zwischen je zwei Wirbelbögen die Zwischenwirbellöcher, durch die die gebündelten Nervenfasern als Nervenwurzeln aus dem Wirbelkanal austreten. Diese Nervenwurzeln versorgen ein bestimmtes Gebiet, eine Zone (Headsche Zonen) auf der Hautoberfläche, bestimmte Muskelgruppen oder ein bestimmtes Organ. In ihrem Versorgungsgebiet teilen sie sich in immer feinere Nervenäste auf und leiten die Information aus allen Körperteilen an das Rückenmark und damit an das Gehirn weiter.

Jede Nervenwurzel versorgt ein bestimmtes Gebiet, die Headsche Zone, auf der Hautoberfläche, Muskelgruppen oder Organe

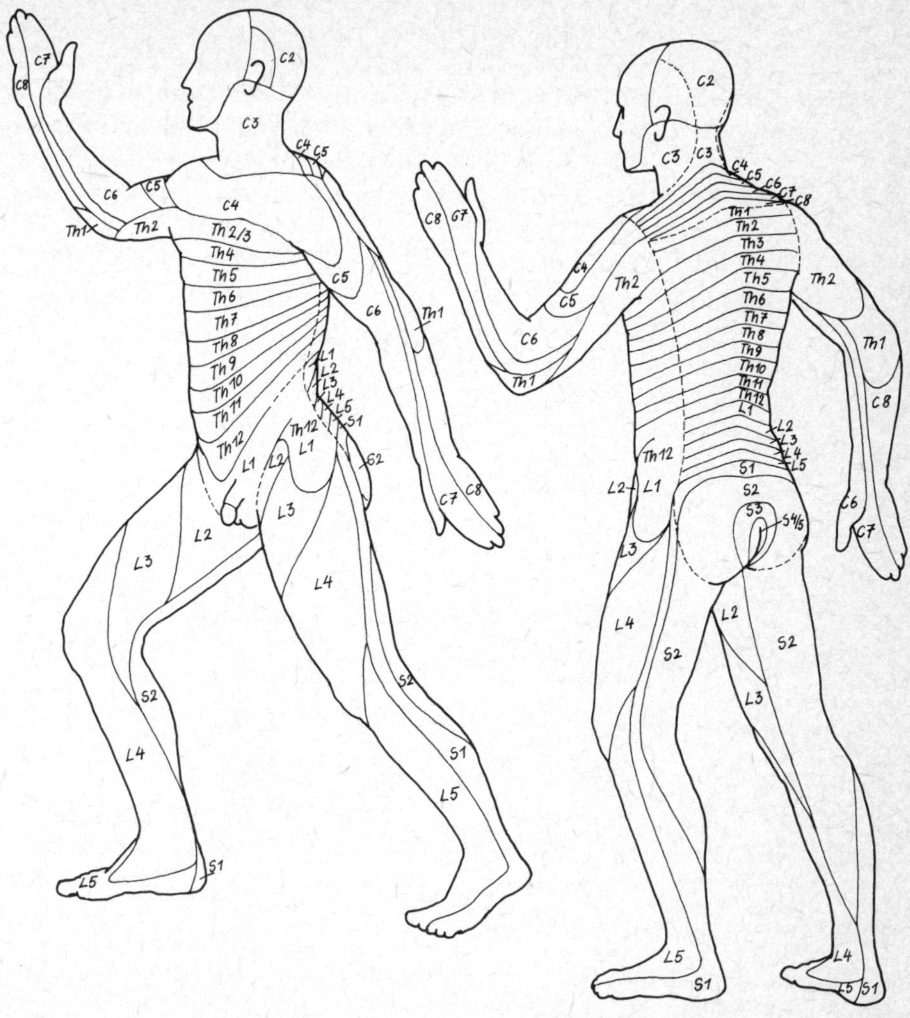

Abb. 18
Die Nervenwurzeln verlassen den Rückenmarkskanal über die Zwischenwirbellöcher. Jede Nervenwurzel versorgt eine bestimmte Zone der Haut, die Headschen Zonen. Jede Zone ist nach dem Bereich der Wirbelsäule benannt: Halswirbelsäule C2–C7, Brustwirbelsäule Th1–Th12, Lendenwirbelsäule L1–L5, Kreuzbein S1–S5. Die Headschen Zonen sind in der Vorder- und Hinteransicht dargestellt.

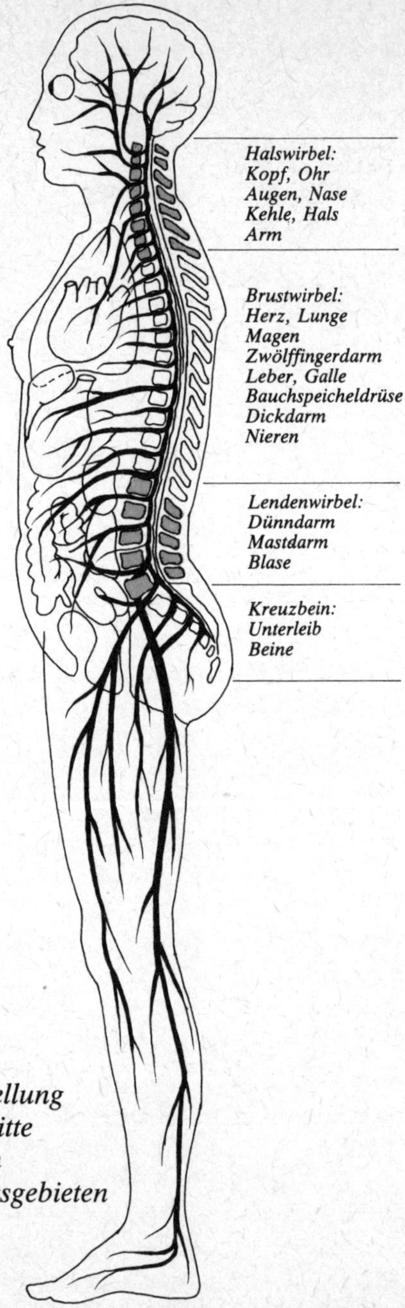

Abb. 19
Schematische Darstellung der Rückgratabschnitte mit den zugehörigen nervalen Versorgungsgebieten (Segmenten).

Die Rückenmuskulatur

Durch die Aufrichtung des Menschen hat die Wirbelsäule zwei entscheidende Unterstützungspunkte verloren. Die Wirbelsäule muß nun wie ein beweglicher Stab aus lauter kleinen Einzelteilen in der Senkrechten ausbalanciert und stabilisiert werden. Diese Aufgabe übernimmt die Muskulatur.

Zwei kräftige Muskelzüge laufen rechts und links der Wirbelsäule entlang vom Becken bis zum Kopf. Es sind die eigentlichen Rückenmuskeln. Sie sind durch kürzere und längere Muskelfasern so aufgebaut, daß sie die einzelnen beweglichen Abschnitte der Wirbelsäule miteinander verstreben und bei den Bewegungen mitwirken. Außerdem finden sich auf dem Rükken flache Muskeln. Sie verlaufen überwiegend quer und ziehen von der Wirbelsäule zum Schultergürtel. Dadurch helfen sie die Wirbelsäule zu festigen, etwa beim Heben von Lasten. Der freie Raum zwischen Becken und Brustkorb vorn sowie seitlich am Rumpf wird durch Bauchmuskeln ausgefüllt.

Die Bauchmuskeln haben eine Reihe verschiedener Funktionen. Neben der Aufgabe, die Baucheingeweide zu stützen, bei der Atmung nachzugeben und das Aufrichten aus liegender Stellung zu ermöglichen, bestimmen diese Muskeln zusammen mit den Rückenmuskeln die Haltung und wirken bei der Bewegung der Wirbelsäule mit. Für die Balance des Beckens über den Beinen sind die Hüftmuskeln wesentlich mitverantwortlich.

Rückenschmerzen nicht ausschließlich unter orthopädischen Gesichtspunkten betrachten

Rückenschmerzen: meist eine jahrelange Verkettung von vielen Ursachen

Rückenschmerzen stehen heute in der Häufigkeit ihres Auftretens hinter Herz-Kreislauf-Erkrankungen und Krebs an dritter Stelle der Zivilisationskrankheiten. Die Ursachen für Rückenschmerzen sind mannigfaltig und müssen in erweiterten Zusammenhängen beurteilt werden und nicht ausschließlich unter orthopädischen Gesichtspunkten. Sie lassen sich – setzt man Körper und Seele als funktionelle biologische Einheit voraus – zu einem großen Teil den seelisch bedingten Krankheiten zuordnen und aus dieser Perspektive in vielen Fällen auch erklären. Bei dem Symptom »Rükkenschmerzen« gibt es eine solche Vielzahl von Problemstellungen und von Querverbindungen, beispielsweise zur Ernährung, zur Gesamtlebensweise, zur Psyche und ihrer vielen Einflüsse, daß es unter Umständen im Einzelfall sehr schwer sein kann, die Ursachen genau zu erkennen. Bei jedem Menschen setzt sich der Zustand seines Rückens, sein spezieller Befund, aus anderen Komponenten zusammen; stets sind die Gewichte seiner Beschwerden anders verteilt und die Ursachen, aus denen sich ein Schmerz letztlich zusammengebraut hat, verschieden.

»Jeder muß seinen Rücken tragen«

So ist kein Rückenbefund von seinem Besitzer zu trennen, es ist eine Art Symbiose, »jeder muß seinen Rücken tragen«, der Anteil nimmt an allem, was sein Besitzer tut. Wie er geht, sitzt, schläft, was er fühlt und empfindet, Ärger, Freude, Beklemmung, Angst, Aggressivität – in diesem Sinne ist der Rücken ein außerordentlich individuelles »Sinnesorgan«.

Der Rücken ist vergleichbar mit einem außerordentlich individuellen »Sinnesorgan«

Im folgenden sollen jene Ursachen für Rückenschmerzen beschrieben werden, die ständig wiederkehren, also durchaus Allgemeingültigkeit haben. Am Anfang der Ursachenkette steht in der Häufigkeit ganz weit vorne der äußere und innere Streß, der Muskelverspannungen bewirkt und der Bewegungsmangel, der schwache, unterentwickelte, untrainierte Muskulatur zur Folge hat. Am Ende der jahre- oder jahrzehntelangen Verkettung von Ursachen stehen die dauernd schmerzhafte Muskelverkrampfung, Abnutzungserscheinungen, degenerative Veränderungen der Wirbel und der Wirbelgelenke, Fehlstellungen der Wirbel, Haltungsschäden, Bandscheibenschädigungen und nicht zuletzt der Bandscheibenvorfall, der nachhaltig Nervenschädigungen verursachen kann.

An einem Beispiel soll der Kreislauf der Schädigungen dargestellt werden: Durch Überanstrengung eines Muskels infolge körperlicher Überforderung, seelischer Überlastung, einer Gewebeschwäche – oder durch all dies zusammen – gerät die Muskulatur in erhöhte Daueranspannung, die ihren Stoffwechsel drosselt. Das führt zu Strukturveränderungen in der Muskelfaser, der Bildung von Muskelhärten (»Myogelosen«) oder zur Verödung von Kapillaren in diesem Gebiet. Das Ergebnis ist eine Verschlechterung der Durchblutung – und somit eine weitere Verkrampfung der Muskulatur, eine Vermehrung, Vergrößerung und Verhärtung der Myogelosen. Die individuelle Schmerzgrenze ist auf diese Weise schnell überschritten, zumal eine zusätzliche Abwehrspannung des Muskels hinzukommt – der letzte Versuch des Körpers, dem Schmerz durch Ruhigstellung des Muskels zu entgehen. Ruhigstellung durch totale Verkrampfung ist demnach das häufige Endglied dieser hoffnungslosen Verkettung. Gerade in solchen Fällen hat sich die Hamburger Moxa-Therapie in ihrer umfassenden Wirkung auf die gesamte Wirbelsäule und in ihrer umfassenden ganzheitsmedizinischen Wirkung vielfältig bewährt.

Daueranspannung drosselt die Muskeldurchblutung und dadurch den Muskelstoffwechsel

Dauerstreß, oder: »Alles ist großer Krampf«

Viele Schmerzen im Bereich des Rückens sind organisch nicht faßbar. Unterdrückte Angstzustände, Geldsorgen, Familienprobleme, berufliche Probleme, Übermüdung und seelische Belastungen bewirken Gefühle und Emotionen, die einen direkten Einfluß auf unsere Muskulatur haben. Diese Beschwerden sind gewöhnlich hartnäckig und gleichbleibend und sprechen nur selten auf die üblichen Schmerztherapien an. Offenbar ist der Rücken sehr viel empfindlicher, als seine robusten Muskelpartien vermuten lassen. Offenbar reagiert er sehr viel stärker bei Ereignis-

Viele Schmerzen im Bereich des Rückens sind organisch nicht faßbar

Die häufigsten schmerzhaften Verkrampfungen liegen im Nacken- und Schultergürtel, erst danach kommt die Lendenwirbelmuskulatur

sen, die den Gesamtorganismus betreffen. Der Volksmund hat in Formulierungen wie »den Nacken steif halten«, »die Angst sitzt im Nacken«, »Rückgrat haben«, oder »alles ist großer Krampf« die Zusammenhänge zwischen Muskulatur und seelischen Reaktionen sehr gut erfaßt. Gerade diese volkstümlichen Ausdrücke zeigen sehr deutlich, in welchen Körperregionen die häufigsten schmerzhaften Verkrampfungen liegen, nämlich im Nacken- und Schultergürtel. Erst danach kommt die Lendenwirbelmuskulatur, wobei hier die mechanische Belastung ihren Gutteil zu den Beschwerden beiträgt.

Englische Forscher haben festgestellt, daß sich unter seelischem Druck das Spannungsverhalten der Muskeln änderte, der Spannungszustand der Muskeln

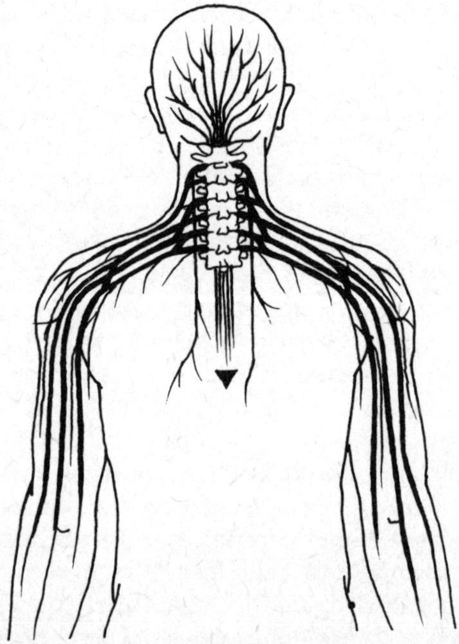

Abb. 20
Hinterkopf, Nacken und Schultergürtel sind die Körperregionen mit den häufigsten schmerzhaften Verkrampfungen. Hier ist die dichte nervliche Versorgung dieser Region dargestellt.

erhöhte sich meßbar. Mehr noch: Diese Spannungszunahme ging bei Versuchspersonen mit ausgeruhten, elastischen, physiologisch »gesunden« Muskeln schnell vorüber. Sie konnten sich nach Versuchsablauf spontan lockern, ihre Muskeln regenerierten sich rasch. Bereits vor Versuchsbeginn verkrampfte Muskeln jedoch spannten sich nicht nur während des Experimentes stärker an, ihre Spannung wuchs auch noch über den Versuchsabschluß hinaus. Sie waren in eine Streß-Situation geraten, konnten sich nicht mehr entspannen, das notwendige Erholungsvermögen dieser Muskeln schwand.

Doch was ist Streß? Der ungarisch-kanadische Mediziner Hans Selye hat eine Definition in die Biologie eingeführt: Streß ist die unspezifische Reaktion des Körpers auf jede Anforderung, die an ihn gestellt wird. Zu dieser Definition gehört natürlich die Erklärung des Begriffes »unspezifisch«. Jede Anforderung an unseren Körper ist in gewissem Sinne ganz bestimmter Art, das heißt, sie ist »spezifisch«. Sind wir Kälte ausgesetzt, so zittern wir, damit mehr Wärme verfügbar wird, und die Blutgefäße in unserer Haut ziehen sich zusammen, um den Wärmeverlust der Körperoberfläche zu verringern. Wenn wir dagegen unter Hitze leiden, schwitzen wir, denn die Schweißverdunstung durch die Hautoberfläche wirkt kühlend. Essen wir zuviel Zucker und steigt der Blutzuckerspiegel über das normale Maß, so scheiden wir einen Teil davon wieder aus, und der Rest wird im Körper »verbrannt«, so daß der Blutzucker wieder auf den Normalstand zurückkehrt. Eine große Muskelanstrengung, wie etwa beim Hinaufrennen vieler Treppen in höchster Geschwindigkeit, stellt erhöhte Anforderungen an unsere Muskulatur sowie an das Herz- und Kreislaufsystem. Die Muskeln brauchen dann zusätzliche Energie, um diese ungewöhnliche Arbeit zu vollbringen; folglich schlägt das Herz schneller und stärker, und der Blutdruck steigt an, um die Gefäße auszudehnen, damit mehr Blut zu den Muskeln gelangen kann. Mit anderen Worten, alles was auf uns einwirkt, erzeugt zu seinem spezifischen Effekt auch eine unspezifische Steigerung des Bedarfs, anpassende Funktionen zu erfüllen und dadurch wieder normale Zustände herzustellen, was immer auch der spezifische Vorgang sein mag, der zu den erhöhten Anforderungen geführt hat. Die unspezifische Forderung, daß etwas zu geschehen hat, ist im ureigensten Sinne Streß. Dabei ist es bei der Beurteilung einer streßerzeugenden Wirkung nebensächlich, ob das auf uns Wirkende oder die Situation, in der wir uns befinden, angenehm oder unangenehm ist, es kommt lediglich auf die Intensität der Forderung nach Umstellung oder Anpassung an. Trauer und Freude sind ganz verschiedene Ereignisse, ja einander sogar entgegengesetzt, und doch kann ihr »Stressor-Effekt« – nämlich die Forderung, sich der Situation anzupassen – in beiden Fällen die gleiche sein.

Beschränken wir uns im folgenden jedoch auf Anforderungen, die in unserer Erlebniswelt mit einem negativen Vorzeichen versehen sind. Und kehren wir unter dieser Voraussetzung zur Betrachtung des Rükkens zurück.

Wie bereits erwähnt, lösen geistig-seelische Wahrnehmungen nicht nur hormonale Aktivitäten im Körper aus. Sie manifestieren sich auch in der Architektur, in der Bewegung und Stellung unseres Körpers. Betrachten wir nur zwei typische Haltungen:

– einen gramvoll nach vorn gebeugten Menschen mit starker Deformierung der Wirbelsäule und
– einen stolzen Menschen mit übertrieben aufrechtem, verkrampft S-förmigem Rückgrat.

Beides ist nicht selten. Beides sind Beispiele, auf welche Weise psychische Einflüsse zu Haltungsschäden, Muskelverkrampfungen, Muskelspannungen, ja, zu regelrechtem Mißbrauch all der an die motorischen Nerven angeschlossenen tausend verschiedenen Muskelregionen führen können.

Abgesehen von der Haltung der Wirbelsäule weisen bestimmte Verkrampfungen im gesamten Rücken (eben einschließlich der Schultern wie auch des Halses) auf einen Menschen hin, der übergroßen Belastungen ausgesetzt ist – eben: der unter Streß steht.

Menschen stehen nicht allein im beruflichen Bereich unter negativem Streß. Er erstreckt sich überhaupt auf das Zusammenleben mit anderen, die Umwelt, auf den steten Zwang zum Jungsein, Gesundsein, Potentsein, Kreativsein, Dynamischsein. Die Liste ließe sich beliebig verlängern. Auf Streß, auf Sorgen, Probleme, übergroße Belastungen reagieren die meisten Menschen mit Verkrampfungen. Vor allem Verkrampfungen der Muskulatur. Die Folgen sind schlecht durchblutete Gewebe und Organe. Schließlich Schmerzen.

Schmerzen, die durch eine Überbelastung des Geistes oder der Psyche entstehen, wurden lange Zeit verkannt. Ein Beispiel aus der Arbeitswelt verdeutlicht grundsätzlich, warum nicht allein rein mechanistische Bedingungen in unserer Umwelt gesundheitliche Schäden zur Folge haben können:

In der Meinung, durch eine Abnahme körperlicher Tätigkeiten mit Hilfe technischer Erleichterungen würden die Rückenmuskeln entlastet und geschont, hat man sich auf dem Gebiet der Mechanisierung am Arbeitsplatz sehr viel einfallen lassen. Doch der gewünschte Erfolg blieb aus. Heute ist bekannt, daß die Konzentration – etwa das Warten auf den richtigen Moment zum Auslösen eines Knopfdruckes, das Beobachten und Im-Auge-Behalten verschiedener Meßinstrumente, das Tempohalten mit einer Maschine – die Muskeln weit stärker beansprucht, als viele körperliche Arbeiten dies tun.

Bewegungsmangel und unterentwickelte Muskeln Der Mensch verstößt gegen die Regeln der Natur

Neben dem Streß ist die schwache, untrainierte und unterentwickelte Rückenmuskulatur eine weitere wichtige Ursache in der Entwicklung von chronischen Rückenschmerzen. Gut 50 Prozent unserer Bevölkerung in der westlichen Welt üben ihren Beruf in sitzender Tätigkeit aus. Durch die vielfältige und viel gepriesene Technik wird unsere Muskulatur so entlastet und so wenig gefordert, daß sie untrainiert und somit schwach ausgebildet ist. Wir brauchen aber, um uns auf den Beinen zu halten und aufrecht zu gehen, eine gute Rückenmuskulatur, gut ausgebildete Bauchmuskeln und eine ebenso starke Hüftmuskulatur. Nicht nur, daß die Leute an ihrem Arbeitsplatz sitzen, sondern auch in ihrer Freizeit werden die Muskeln nicht genügend gefordert.

Wenn Muskeln nicht benutzt werden, dann werden sie immer schwächer und bilden sich zurück

Wenn Muskeln nicht benutzt werden, dann werden sie immer schwächer und bilden sich stetig zurück. Nach einer großen amerikanischen Statistik sind weit über 80 Prozent der schmerzhaften Wirbelsäulen- und Rückenmuskulaturprobleme auf untrainierte, unterentwickelte und gleichzeitig unter Streß überbeanspruchte Muskeln zurückzuführen. Erschwerend kommt hinzu, daß unsere Eßgewohnheiten nicht auf unsere körperlichen Aktivitäten abgestimmt sind, das heißt: Bewegungsmangel ist häufig verbunden mit einer unerwünschten und krankmachenden Gewichtszunahme.

Nur durch ständigen Gebrauch erhalten die Muskeln ihre Kraft und bleiben in einem guten Zustand, nur dann können sie die an sie gestellten Forderungen bewältigen, ohne daß es zu Störungen kommt. Bei weniger intensivem Gebrauch werden sie schwächer; bei vollständigem Nichtgebrauch können sie tatsächlich verkümmern oder verschwinden, wie das Beispiel gelähmter Patienten zeigt, die nicht durch ständige Übungen in Bewegung gehalten werden.

Bei unserer in zunehmendem Maße sitzenden und durch die Technik entlastenden Lebensweise werden unsere Muskeln, wenn wir nicht besondere Vorsichtsmaßnahmen ergreifen, Opfer des Nichtgebrauchs. Sie nehmen an Masse ab, werden schlaff, sind nicht mehr imstande, kraftvoll und ausdauernd Leistungen zu vollbringen; jede ungewohnte Anstrengung führt zu Zerrungen mit nachfolgendem Schmerz.

Ein zusätzliches Resultat des Nichtgebrauchs von Muskeln ist der Verlust der Elastizität. Die nicht benutzten Muskeln verharren oft in einer verkürzten Position. Das führt zu Spannungen und Verspannungen, die die Bewegung der Gelenke einschränken. Versuche, den Rücken innerhalb des normalen Spielraumes zu bewegen, können dann Schmerzen verursachen.

Der untrainierte Muskel verliert an Elastizität und ist für Zerrungen anfälliger

Wenn ermüdete oder schwache Muskeln plötzlich wesentlich mehr leisten müssen, als sie gewohnt sind, kommen häufig Verstauchungen und Zerrungen vor, und dies gilt nicht nur für ungewöhnliche Anstrengungen, wie Schneeschaufeln und Heben einer schweren Last; selbst eine Bagatellbelastung kann zu einer Schädigung führen.

Vor unserem technisierten und computergesteuerten Zeitalter mußten die meisten Menschen im allgemeinen für ihren Lebensunterhalt schwer arbeiten. Sie kannten das Problem der Bewegungsarmut nicht. Sie waren auf die volle Gebrauchsfähigkeit und Anwendung ihrer Muskeln und Organe angewiesen und praktizierten damit – ohne sich dessen bewußt zu sein – eine natürlichere und gesundere Lebensweise als die meisten Mitbürger unserer heutigen Zeit. Der vermehrte und relativ abwechslungsreiche Gebrauch der Muskeln bewirkte einen ausgeglichenen Stoffwechsel und eine gute Durchblutung.

Die moderne Bewegungsarmut führt zunächst zu einer Erschlaffung und Schwächung der Muskulatur, im Sitzen beispielsweise der Bauch- und Rückenmuskulatur. Die Folgen: geschwächte Muskulatur neigt zu Verkrampfung, dadurch wird sie schlechter durchblutet. Das Ergebnis ist eine Minderversorgung mit Glukose und Sauerstoff. Auf der anderen Seite wird dadurch aber auch ein Abtransport der beim Stoffwechsel entstandenen Verbrennungsrückstände und Schlacken erschwert oder unterbleibt ganz. Dieses bewirkt wiederum, daß die Muskulatur sich weiter verkrampft und daß sie sich dadurch mit der Zeit schmerzhaft verhärtet. Diese Schmerzen wiederum sind Ursache für den Reflex »Ruhigstellung«, die aber gerade in diesem Stadium nicht angebracht wäre. Es kommt zu einer neuerlichen Verkrampfung und noch stärkeren Schmerzen, häufig ein verhängnisvoller Kreislauf.

Die Hamburger Moxa-Therapie wirkt auf die gesamte Wirbelsäulenmuskulatur entspannend, auflokkernd und in den allermeisten Fällen schmerzbefreiend. Die meisten schmerzgeplagten Menschen sind recht erstaunt, was alles in der ersten Behandlungswoche an Beschwerden verschwindet. Doch eines muß hier ganz deutlich gesagt werden: Mit der Moxa-Therapie können Sie Ihre Muskeln nicht trainieren oder aufbauen, das müssen Sie schon selber tun. Die Hamburger Moxa-Therapie schafft durch Verbesserung der Muskeldurchblutung, Abtransport der Stoffwechselschlacken, Lösung der Krämpfe und Auflokkerung der Muskulatur, Verbesserung der Beweglichkeit und nicht zuletzt durch die Schmerzlinderung bis zur totalen Schmerzbefreiung die idealen Voraussetzungen, um Ihre Rücken-, Bauch- und Hüftmuskulatur durch gezielte tägliche Gymnastik zu trainieren. Eine gut entwickelte Bauchmuskulatur verhindert das Durchsacken des Bauches nach vorn, welches starken Druck und Zug auf die Lendenwirbelsäule und ihre Muskulatur ausübt. Die Lendenmuskulatur wird hier auf das äußerste beansprucht, denn sie allein muß nun die Belastung tragen und die Wirbelsäule aufrecht halten.

Die Hamburger Moxa-Therapie bewirkt schon erstaunlich viel. Doch wenn Sie ihre Muskeln nicht gezielt trainieren, und dies gilt ganz besonders für die Muskeln des Lendenwirbelbereiches und die Bauchmuskulatur, dann stehen Sie nach einigen Wochen, Monaten oder – wenn Sie Glück haben – nach Jahren Schmerzfreiheit wieder vor dem gleichen Problem.

Muskelkrämpfe als »Abwehrreaktion«

Rückenschmerzen werden nun nicht nur durch örtliche Entzündungen in Muskeln, Bändern und Gelenkkapseln hervorgerufen, sondern auch durch Verkrampfung der Muskeln. Sie sind im Grunde eine Notwehr-Reaktion des Körpers und bezwecken, Bewegungen an schmerzhafter Stelle zu verhindern. Wenn ein Teilstück der Wirbelsäule nicht stabilisiert werden kann, weil die kleinen Muskeln, die Bänder oder die Gelenke dort unzulänglich funktionieren, ziehen sich die langen Muskeln im Bestreben zusammen, die Stabilisierung sicherzustellen.

Entweder ist das örtliche Ungenügen eine direkte Folge einer Verletzung, oder es ist einer durch die Verletzung hervorgerufenen Entzündungsreaktion zuzuschreiben. Der abwehrende Muskelkrampf wird, wenn er lange anhält, meist Schaden anrichten oder doch einer Behebung der Rückenbeschwerden im Wege stehen. Der gewaltsame Muskelzug wirkt in einer Richtung, die für die Stabilisierung der Wirbelsäule ungeeignet ist, und so wird die Wirbelsäule weiteren übermäßigen Belastungen ausgesetzt. Dadurch kann es zu weiteren Entzündungen und Fehlstellungen der Wirbelsäule kommen.

Die Muskelentspannung – eine Fähigkeit, die viele verlernt haben

Spannung verhindert die Lockerung der Muskeln. Jeder Muskel muß sich entspannen, die Entspannung ist ein Teil seiner Funktion. Wenn sich ein Muskel nicht lockern kann, bleibt er straff gespannt. Er verliert seine Länge, Geschmeidigkeit und Elastizität. Nach einiger Zeit ist er für immer verkürzt. Wenn dieses geschieht, verliert der Muskel den größten Teil seiner Fähigkeit, Spannungen zu lockern. Wer angespannte und verkürzte Muskeln hat, ist anfällig gegen eine Reihe von möglichen »Spannungssyndromen«: Rückenschmerzen, ein steifer Hals oder Kopfschmerzen treten auf, weil die Muskeln nie die Gelegenheit haben, sich zu lockern oder zu entspannen.

Spannungszustände aus unserer täglichen Umwelt abzuleiten, soll dem Kapitel über den Streß vorbehalten bleiben. An dieser Stelle sei ein Blick in die Entwicklungsgeschichte des Menschen gestattet, der noch einen zusätzlichen Aspekt zu diesem Themenkomplex liefert.

Auf ständige Unterdrückung der natürlichen Reaktion reagiert das Nerven- und Muskelsystem unseres Körpers mit chronischer Verkrampfung

Vor einigen tausend Jahren, einem kurzen Zeitraum in der Geschichte einer Art, lebte der Mensch in Höhlen.

Männer, Frauen und Kinder waren physisch am Kampf ums Dasein beteiligt. Wie alle Tiere verfügte der Mensch über eine erstaunlich komplexe und gut funktionierende Bereitschaft zur Aktion. In einem Augenblick war der Körper zum Kämpfen oder Fliehen bereit. Er reagierte im einen wie im anderen Fall mit einer physischen Handlung: er kämpfte oder er floh. Der zivilisierte Mann und die zivilisierte Frau haben die gleiche physiologische Struktur. Wenn sie sich in einer Krisensituation befinden, kämpfen oder fliehen sie heute nicht mehr. Denn dies wird von den Regeln der zivilisierten Gesellschaft verhindert, und gewöhnlich tut niemand etwas, außer »vor Wut zu kochen«. Diese ständige Unterdrückung einer natürlichen physischen Reaktion kann das Nerven- und Muskelsystem unseres Körpers mit einer unnatürlichen Anstrengung und Verkrampfung belasten.

Sich körperlich durch Sport auszutoben, macht auch die Seele fit

Gerade für viele Leute, die zu sitzenden Berufen »verurteilt« sind, ist es einfach ein Segen, sich abends durch Sport körperlich auszutoben. Das kann allein schon die Fitness der Seele mit sich bringen. Man läuft dem Alltagsstreß davon, man läßt die privaten Probleme zurück, und wenn man wieder nach Hause kommt, ist man so angenehm körperlich müde, daß sie gar nicht mehr auf den Tisch kommen. Jeder Mensch wird eine für ihn zumutbare körperliche Belastung oder Sportart finden, die es ihm ermöglicht, »Dampf abzulassen«, und somit körperlich und psychisch besser zu entspannen und sich auf natürliche Weise zu erholen.

Muskeldauerkrämpfe drosseln die Blutzufuhr

Die Schmerzempfindlichkeit der Muskelfasern hängt von ihrem Stoffwechsel ab, insbesondere von einer ausreichenden Durchblutung und damit der Sauerstoffversorgung des Muskels. Wenn Muskeln über längere Zeit verkrampfen, besteht ein Mißverhältnis zwischen Sauerstoffbedarf und Sauerstoffangebot sowie ein mangelhafter Abtransport der Stoffwechselschlacken. Eine kontinuierliche Erhöhung des Spannungszustandes der Rückenmuskeln verschlechtert den Stoffwechsel dieser Muskeln so sehr, daß es zu einer Schmerzüberempfindlichkeit dieser Muskeln kommen kann, bis schließlich der ganze Rücken wehtut.

Ein verkrampfter Rückenmuskel drosselt seine eigene Blutversorgung erheblich

Ein verkrampfter Rückenmuskel schnürt sich nämlich selbst durch seine starke Spannung das Blut ab, das zu seiner Versorgung und zum Abtransport seiner Stoffwechselschlacken nötig wäre. Er klemmt seine kleinen Haargefäße ab und drosselt so seinen eigenen Stoffaustausch. Mehr noch: Selbst die Voraussetzung für ein ausreichendes Sauerstoffangebot, die Atembewegung unseres Brustkorbes, engt er ein, indem er diesen einmauert, ihn nachgerade in ein Muskelkorsett einschnürt. Es genügt ein noch so kleiner Anlaß, etwa eine Erkältung, eine körperliche Anstrengung, eine falsche Bewegung oder ein psychischer Streßfaktor, um in einem solchen gespannten Muskel Schmerz zu erzeugen.

Auch der wohlbekannte Muskelkater gehört übrigens in dieses Kapitel. Lange Zeit hat man den Muskelkater als Folgeerscheinung einer weitgehend mechanischen Überlastung zugeschrieben. Aber auch der Muskelkater wird durch einen unzureichenden Muskelstoffwechsel hervorgerufen. Ungleich versorgte Muskeln haben auch eine ungleiche Kontraktionsfähigkeit. Allerdings können sehr stark kontraktionsfähige Faseranteile (also Faseranteile, die ausreichend mit Sauerstoff versorgt werden) die schwächeren über deren Zerreißgrenze hinaus zur Mitarbeit zwingen. Der Schmerz während eines Muskelkaters entsteht durch zahlreiche feinste Risse innerhalb der einzelnen Muskelfasern.

Myogelosen, ein Problem, unter dem fast jeder Erwachsene leidet

Als weiterer Abschnitt im Themenkreis Schmerzen der Rückenmuskulatur seien die Myogelosen oder Muskelhärten angesprochen. Myogelosen sind ein charakteristisches Merkmal einer angestrengten oder überarbeiteten Rückenmuskulatur. Diese knotigen Verdickungen, die sich in der Rückenmuskulatur fast jedes Erwachsenen finden, können durch die verschiedensten Ursachen entstehen. Sie machen nicht immer – vor allem nicht von Anfang an – Beschwerden. Stets sind sie jedoch ein Zeichen dafür, daß der Stoffwechsel eines Muskels nicht mehr einwandfrei funktioniert. Als schmerzhafte Knoten werden Muskelhärten spürbar, wenn sich die Grundspannung der Muskelfasern erhöht. Solche Muskelhärten lassen sich beim Massieren regelrecht greifen. Besonders häufig findet man Muskelhärten in den Muskelpartien, die mit kräftigen schrägverlaufenden Fasern vom inneren Rand der Schulterblätter zur Wirbelsäule ziehen, und in dem dicken Nackenmuskel, der sich mit verschiedenen Faserverlaufsrichtungen vom Hinterhaupt über den Hals, den Nacken und die Schultern ausbreitet und ein Muskelfaserbündel zu jedem Dornfortsatz eines Wirbels im Brustbereich schickt.

Besonders häufig sind Myogelosen in den Nacken- und Schultergürtelmuskeln

Muskelhärten sind wie viele degenerative Veränderungen des Rückens unabhängig vom Alter. Bei derartigen Fehlentwicklungen kommt es – vor allem bei schlecht mit Blut versorgten Muskelfasern – zu einer Gewebsauflockerung und teilweisen Auflösung von Muskelsubstanz in den Muskelzellen. Das hat zur Folge, daß die kontraktile Substanz, die für die Elastizität und Kontraktionsfähigkeit eines Muskels maßgeblich ist, schollig wird und verklumpt. Da sich in solche Auflösungsherde Bindegewebsfasern mischen und sich zudem auch Stoffwechselschlacken darin festsetzen, entstehen zunehmend Verdickungen, eben Myogelosen. In diesen Prozeß werden auch die kleinen Blutgefäße mit einbezogen, die die einzelnen Muskelfasern mit Blut versorgen: ihre Wände verdikken sich, werden undurchlässig, veröden schließlich. Für diesen Muskelbereich bedeutet es, daß die Stoffwechsellage zunehmend schlechter wird – er wird unelastisch und gespannt. Schmerzhaft werden Myogelosen, wenn ihr Wirtsmuskel in Sauerstoffnot gerät.

Jahrelanges Übergewicht – Verschleiß und Schmerzen sind Ihnen sicher!

Bluthochdruck, Diabetes und viele andere Krankheiten sind oft begleitet von Übergewicht. Doch nicht selten ist der Orthopäde der erste Arzt, der den Übergewichtigen wegen schwerer Wirbelsäulen- oder Gelenkschäden auf bereits schwerwiegende Folgen seines Übergewichtes aufmerksam machen muß. Das menschliche Skelett ist nicht dafür gebaut, eine zusätzliche Belastung von 20 bis 50 Kilogramm und darüber hinaus zu tragen. Erste Konsequenzen sind Platt- oder Spreizfüße, die für die gesamte Wirbelsäule eine verschlechterte Statik bewirken. Am schwerwiegendsten sind deformierte degenerative Gelenkserkrankungen der Knie- und Hüftgelenke.

Rückenschmerzen im Kreuzbereich sind häufige Beschwerden von Übergewichtigen. Allein die Zugwirkung, die durch einen übergroßen Bauch entsteht, wenn die Bauchmuskeln allein durch die permanente Überdehnung das Gewicht des Bauches allein nicht mehr tragen können, ist gewaltig. Nun muß das Kreuz versuchen, dieses Übergewicht durch ein starkes Hohlkreuz auszubalancieren. Es ist charakteristisch für Menschen mit Übergewicht, daß ihre Rückenmuskeln in der Kreuzgegend zu armdicken, aber unbeweglichen Strängen ausgebildet sind.

Doch das Übergewicht belastet nicht allein die Rückenmuskulatur. Auch die Bandscheiben werden beansprucht. Sie stehen ständig unter Druck, und auch in der Ruhelage haben sie kaum eine Chance zur Regeneration.

Jede Bandscheibe, besonders die geschädigte, lebt von der Bewegung

Wenn im folgenden der Begriff Bandscheibe die Bezeichnung Zwischenwirbelscheibe ablöst, ist dies lediglich ein Zugeständnis an unsere Sprache. Klagen über Bandscheibenschäden sind im Alltagsgespräch weit verbreitet, selbst wenn sie bei weitem nicht die häufigste Ursache von Rückenschmerzen sind.

Bandscheiben sind bei weitem nicht die häufigste Ursache von Rückenschmerzen

In der Regel beginnen vor dem 20. Lebensjahr Umwandlungsprozesse der Bandscheiben. Es handelt sich um Rückbildungsvorgänge, die durch zunehmenden Flüssigkeitsverlust des Bandscheibengewebes, insbesondere des Gallertkerns, charakterisiert und nicht krankhaft sind. Jeder Mensch ist betroffen. Man hat festgestellt, daß die Bandscheiben von Säuglingen zu 90 Prozent aus Wasser bestehen, diejenigen eines 70jährigen »nur« noch zu 70 Prozent. Obwohl die Bandscheiben eine so wichtige Funktion (»Puffer zwischen den einzelnen Wirbeln«) zu erfüllen haben, gehören sie zu den schlechtesternährten Geweben des Körpers. Die Schwierigkeit ihrer Nährstoffversorgung beginnt praktisch schon, wenn das Kleinkind zum aufrechten Gang übergeht. Noch während der Embryonalzeit und der ersten Lebensjahre werden sie ausreichend durch eigene Blutgefäße versorgt. Diese verkümmern aber zusehends und sind ab dem vierten Lebensjahr gänzlich verschwunden. Danach werden die Bandscheiben nur noch durch Diffusion ernährt, das heißt, daß sich der Stoffaustausch durch die Zellwände hindurch abspielt, wobei sich der Saftstrom jeweils von der stärkeren zur schwächeren Konzentration hin bewegt: Wird die Konzentration der Stoffwechselschlacken zu hoch, dann werden sie an den sie umgebenden Saftstrom abgegeben; ist die Nährstoffkonzentration der Umgebung größer als die des Bandscheibengewebes, dann können Nährstoffe in das Gewebe eindringen. Diese Vorgänge werden durch Be- und Entlastung der Bandscheiben unterstützt. Jede Bewegung, jeder Lagewechsel und jede Gewichtszunahme wird sich auf den Bandscheibenstoffwechsel auswirken. Es ist einzusehen, daß im Stand die Flüssigkeit aus den Bandscheiben herausgepreßt wird, während die Stoffaufnahme bei Rückenlage (unterstützend wirkt noch Entspannung) mit einer »Sogwirkung« zu vergleichen ist. Fazit: Im Stehen kann die Bandscheibe nicht ernährt werden. Mehr noch: Wissenschaftler haben in den letzten Jahren herausgefunden, daß der Belastungsdruck der Bandscheiben im Sitzen noch weit höher ist als im Stehen. Der mögliche Grund liegt darin, daß im Stand die natürlichen Bewegungen der Wirbelsäule den Druck etwas verteilen – das Ausbalancieren dieses elastischen Stabes stellt im Stand eine Gewichtsverteilung dar.

Die Bandscheiben gehören zu den schlechtesternährten Geweben des Körpers

Im Stehen kann die Bandscheibe sich nicht ernähren

Unser modernes Leben ist geradezu bandscheibenfeindlich. Jede Chance einer zwischenzeitlichen Bewegung der Wirbelsäule ist uns genommen: Wir sitzen am Arbeitsplatz, im Haushalt (es wurde eine Zeitlang eigens die »Küche der kurzen Wege« propagiert), im Auto.

Doch kehren wir zum Problem des Rückbildungsprozesses der Bandscheibe zurück. Das Bandscheibengewebe wird flüssigkeitsärmer, es trocknet allmählich aus. Unter besonderen inneren und äußeren Bedingungen kann es noch zu Riß- und Spaltbildungen kommen, die Bandscheibe schrumpft. Dadurch wird die Bandscheibe unelastisch. Ihrer Funktion als »Puffer« wird sie zunehmend beraubt. Der den Gallertkern umgebende Faserring wird ebenfalls nicht mehr gleichmäßig beansprucht. Es kann letztlich zu einer vollständigen Einbuße der Kräfte auffangenden und Kräfte verteilenden Eigenschaften der Bandscheibe

Auf die Dauer geht der Puffer verloren

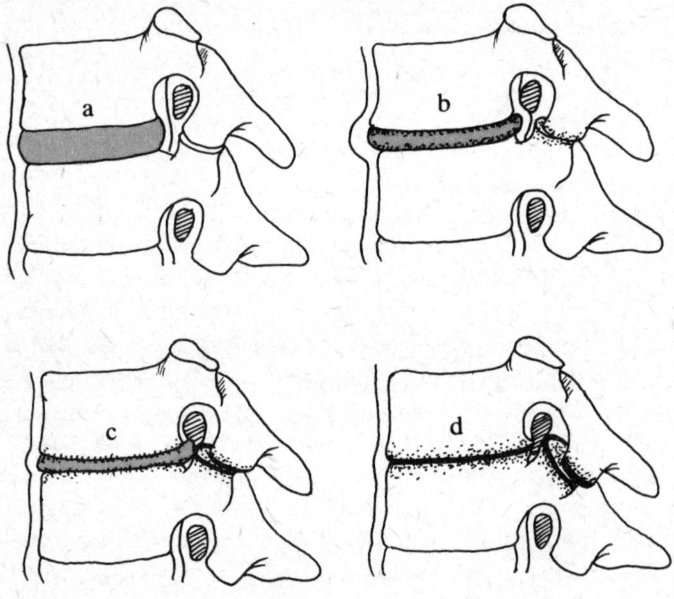

Abb. 21
Schematische Darstellung der Vorgänge bei Bandscheibenverschleiß. Vergleich Abb. 22 S. 74
a. Normale Bandscheibe
b. Bandscheibe mit Höhenverlust und Lockerung des Bandapparates
c. Vorfall des gallertartigen Bandscheibenkerns mit Druck auf die Nervenwurzel
d. Verhältnisse bei zerschlissenen Bandscheiben.

kommen. Dieses normale Altern der Bandscheibe muß jedoch nicht in jedem Fall heftige Beschwerden hervorrufen – manchmal sind es eben nur leichte Kreuzschmerzen, vornehmlich morgens, die dann im Laufe des Tages verschwinden, bis sie eines Tages gar nicht mehr auftreten: Die Bandscheibe ist mit ihrem Abnützungsproblem allein fertig geworden. Selbst krümelige Bandscheibenmasse, die sich gelöst hatte, ist absorbiert worden.

Auch beim Bandscheibenvorfall gibt es berechtigte Hoffnung

Der Bandscheibenvorfall ist eine durchaus häufige Ursache für vorübergehend auftretende Rückenschmerzen. Der Begriff ist aber irreführend, denn es ist niemals eine kompakte, komplette Bandscheibe, die bei einem Bandscheibenvorfall als Ganzes in irgendeiner Richtung hinausgleitet. Es sind immer nur mehr oder weniger große mürbe Anteile dieser Zwischenwirbelsubstanz, die sich aus dem Gesamtverband lösen. Ob der Gallertkern der Zwischenwirbelsubstanz dabei nun mit herausquillt, hängt weitgehend davon ab, wie weit sich der faserknorpelige Ring aufgelöst hat. Dabei kann die Bandscheibenverlagerung in drei Richtungen verlaufen. Die Austrittsrichtung ist entweder nach hinten seitlich, nach hinten beidseitig oder nach hinten zur Mitte.

Beim Bandscheibenvorfall fällt nie die Bandscheibe vor

Wenn ein Bandscheibenvorfall auf eine Nervenwurzel drückt, dann kann es zum einen zu einer Reizung kommen, die sich durch einen ziehenden Schmerz entlang des Nervenverlaufes in seinem Versorgungsgebiet, zum Beispiel beim Ischiasschmerz, bemerkbar macht. Zum anderen kann aber die Nervenwurzel so stark gequetscht oder von der Blutzufuhr abgeschnitten werden, daß die sensiblen Rückmeldungen aus dem Versorgungsgebiet unterbrochen sind: Wir haben einen tauben Bezirk, nämlich das sensible Versorgungsgebiet der unterversorgten oder abgedrückten Nervenfasern. Der nächste und der schwerste Fall eines Vorfalls wäre dann, daß die Nervenwurzel soweit abgedrückt oder unterversorgt ist, daß die von ihr versorgten Muskeln wesentliche Funktionsstörungen

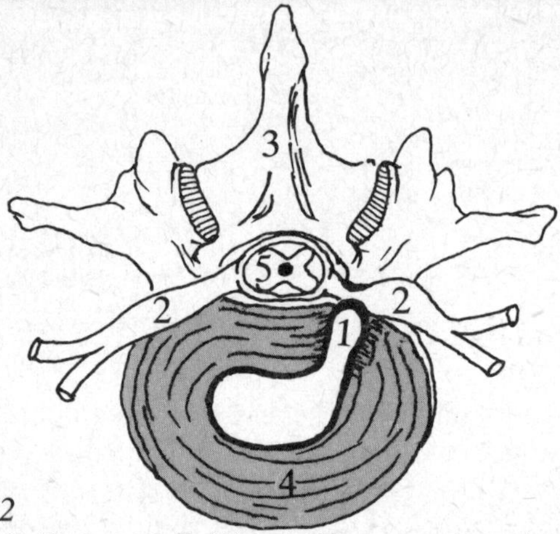

Abb. 22
Bandscheibenvorfall (1) mit Kompression einer Nervenwurzel (2). Wirbelbogen (3), Bandscheibenkörper (4), Rückenmark (5). Vergleich mit Abb. 13 S. 46

Meist genügt eine konservative Behandlung

zeigen. Ein Fünftel aller erkannten Bandscheibenvorfälle werden operiert, die meisten also konservativ behandelt. Da die Bandscheiben zwischen dem vierten und fünften Lendenwirbel und die Bandscheibe zwischen dem fünften Wirbel und dem Kreuzbein 90 Prozent aller vorkommenden Bandscheibenvorfälle stellen, können Sie mit einem einfachen Test selbst feststellen, ob bei Ihnen ernstere Gefahr droht. Sie stellen sich auf die Zehenspitzen und gehen auf den Zehenspitzen. Dann stellen Sie sich auf die Hacken und gehen auf den Hacken. Wenn dieses problemlos geht und Sie nicht das Gefühl haben, daß Ihnen hier eine Muskelschwäche zu schaffen macht oder ein Unterschied zwischen linkem und rechtem Bein besteht, dann kann man schon sicherer sagen, daß bei Ihnen zur Zeit kein ernsteres Bandscheibenproblem vorliegt.

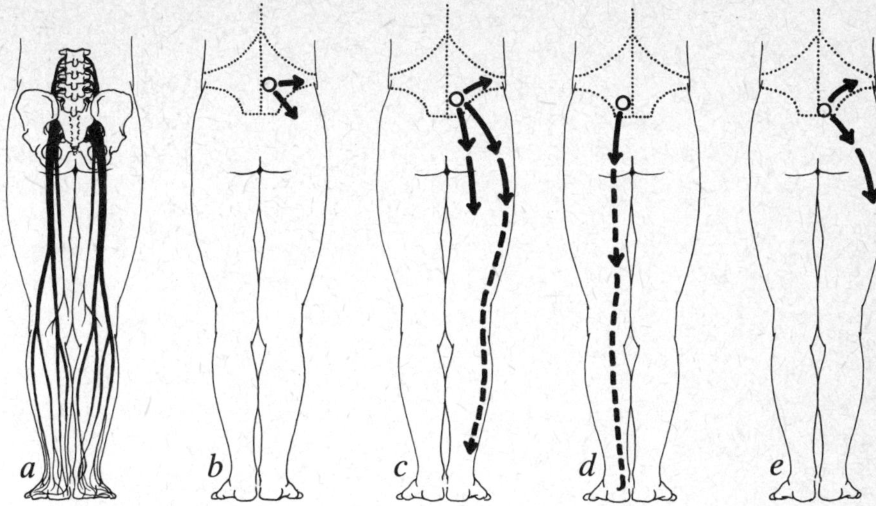

Abb. 23
Der Ischiasnerv setzt sich aus mehreren Nervenwurzeln der Lendenwirbelsäule zusammen. Dargestellt ist sein Verlauf (a) mit Aufzweigungen, die den typischen Schmerzausstrahlungen bei Ischiasreizungen entsprechen. Manchmal kann es auch zu Taubheitsgefühl, Brennen oder Stechen kommen. In schweren Fällen können Muskelschwächen oder auch Muskellähmungen auftreten. b, c, d und e stellen typische Schmerzausstrahlungen bei Nervenwurzelreizungen im Lendenwirbelbereich dar.

Keine Moxa-Therapie ohne vorherige ärztliche Untersuchung

Grundsätzlich sollten Sie, bevor Sie die Hamburger Moxa-Therapie einsetzen, ärztlich untersucht sein. Gerade bei Verdacht auf einen Bandscheibenvorfall empfiehlt es sich für Sie, sich von einem Arzt der Nervenheilkunde untersuchen zu lassen. Auch bei Bandscheibenschädigungen und nachgewiesenen Bandscheibenvorfällen mit Ausfällen im Versorgungsgebiet der komprimierten Nervenwurzel zeigt die Hamburger Moxa-Therapie häufig erstaunliche Erfolge. Durch Lösung der muskulären Verspannungen und der dadurch bedingten Fehlhaltungen kann der Druck von der Nervenwurzel genommen sein, so daß die Patienten schon bald von ihren Schmerzen befreit werden. Häufig sind Sensibilitätsausfälle rückläufig oder verschwinden ganz, und auch Muskelschwächen bilden sich allmählich zurück. Gerade beim nachgewiesenen oder vermuteten Bandscheibenvorfall sollten Sie auch während der Hamburger Moxa-Therapie regelmäßig Ihren Arzt zu Rate ziehen.

Auch Muskelschwächen bilden sich oft zurück

In vielen Fällen ist der direkte Druck des Bandscheibenmaterials weniger bedeutsam als die Entzündung, die er verursacht. Auch nachdem die Bandscheibensubstanz nicht mehr drückt, weil sie entweder in den Zwischenwirbelraum zurückgeglitten oder weil das abgeklemmte Stück in den Duralsack (den Raum, der die Flüssigkeit enthält, die das Zentralnervensystem als schützendes Kissen umgibt) gefallen ist, macht die geschwollene und entzündete Nervenwurzel weiter Beschwerden. Die Wurzeln der Ischiasnerven sind hiervon am häufigsten betroffen – eine Ischialgie, ein Ischiasschmerz ist dann das Ergebnis.

Nicht jede ausgetretene Bandscheibe drückt auf eine Nervenwurzel und verursacht Schmerzen, die beispielsweise in die Beine ausstrahlen. Ist von einem Bandscheibenvorfall kein Nerv getroffen, welches der häufigere Fall ist, so schmerzt nur der Rücken.

Warum die Bandscheibe sich verändert, ist noch weitgehend unbekannt

Wenngleich heute das Wissen über krankhafte Veränderungen des Bandscheibengewebes recht umfangreich und ausgeprägt ist, muß ebenso deutlich gesagt werden, daß die Faktoren, die den Vorgang in Bewegung bringen, bislang noch unbekannt blieben. Bis heute ist es nicht eindeutig bewiesen, wodurch der Krankheitsprozeß letztlich ausgelöst wird. Anlagebedingte, in der Einzelperson vorhandene Voraussetzungen sind bedeutsam. Es muß eine im einzelnen Menschen vorhandene Bereitschaft zur Erkrankung bestehen. Mangelnde körperliche Betätigung stellt sicherlich eine wesentliche Teilursache dar.

Arbeitsübliche und tägliche Verrichtungen wie beispielsweise Heben oder Bücken können als Gelegenheitsursachen für einen Bandscheibenvorfall angesehen werden. Der Bandscheibenvorfall tritt jedoch auch in Ruhestellung auf. Ein Unfall ist nur selten Ursache für einen Bandscheibenvorfall.

Die Bechterew'sche Krankheit

Der russische Arzt Bechterew hat 1893 als einer der ersten diese entzündliche, sehr schmerzhafte Erkrankung, bei der eine Versteifung und Verknöcherung der Wirbelsäule droht, beschrieben. Eine unheilbare, tükkische Krankheit, deren Ursache bis heute weitgehend unbekannt ist. Wir wissen nur, daß die Veranlagung zur Bechterew'schen Krankheit, zum Morbus Bechterew bis zu einem gewissen Grad vererbt wird. Die Erkrankung tritt vorwiegend zwischen dem 20. und 30. Lebensjahr, selten in späteren Lebensjahrzehnten auf. Männer sind von dieser Krankheit drei- bis viermal häufiger betroffen als Frauen.

Morbus Bechterew – eine typische Männerkrankheit

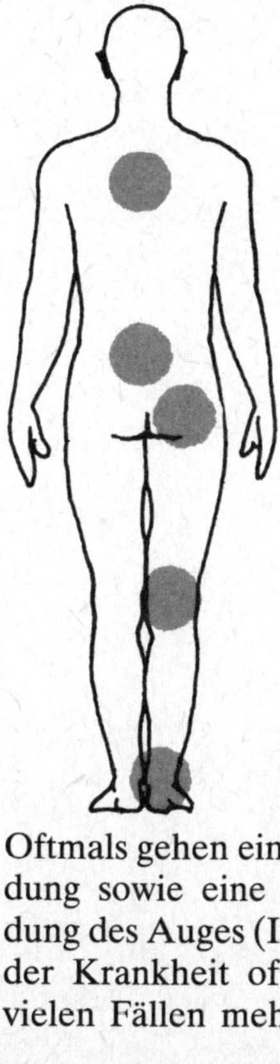

Als Frühsymptome gelten:

morgendliche Steifheit,

Schmerzen über dem Brustbein, besonders beim Husten und Niesen,

tief sitzende Kreuzschmerzen, die sich nachts verstärken,

ischiasartige Beschwerden bis zum Knie,

Fersenschmerz.

Oftmals gehen eine Knie- oder Sprunggelenksentzündung sowie eine einseitige Regenbogenhautentzündung des Auges (Iritis) voraus. Da die Frühsymptome der Krankheit oft nicht erkannt werden, gehen in vielen Fällen mehrere Jahre, manchmal sogar Jahr-

Meist kommt die richtige Diagnose zu spät

zehnte verloren, bis die Diagnose sicher gestellt werden kann. Auch die beste Therapie kann dann die versäumte Zeit nicht wieder einholen. Sollten Sie an zwei oder drei der genannten Frühsymptome leiden, ist Ihnen dringend zu raten, einen guten Spezialisten, am besten einen Rheumatologen aufzusuchen und sich von ihm sehr gründlich untersuchen zu lassen, damit dieser die Diagnose bestätigen, oder, was wahrscheinlicher ist, ausschließen kann.

Wir unterscheiden beim Morbus Bechterew im wesentlichen drei Verlaufsformen:

- den chronisch-schubweisen Verlauf, der über zwei bis drei Jahrzehnte die zunehmende Versteifung von Wirbelgelenken, Bandscheiben und Bändern der Wirbelsäule zur Folge hat. Einzelne Gliedmaßengelenke sind häufig ebenfalls befallen;
- den seltenen bösartigen Verlauf mit Versteifung der Wirbelsäule in wenigen Jahren;
- den gutartigen, kontinuierlichen Verlauf mit geringer oder ausbleibender Versteifung der Wirbelsäule.

Bechterew bedeutet heute nicht mehr lebenslanges Siechtum

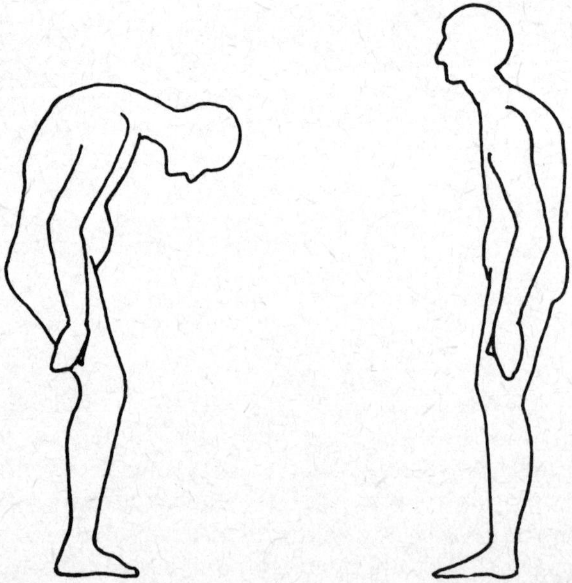

Ich selbst habe im Rahmen der Erprobung der Hamburger Moxa-Therapie für Kopf- und Rückenschmerzen mit der Deutschen Vereinigung Morbus Bechterew e. V. zwei erfolgreiche Pilotprojekte mit einmal 18 und einmal sechs Bechterewlern durchgeführt, aber auch mit zahlreichen Einzelpersonen.

Noch vor 20 Jahren glaubte man, dem schicksalhaften Verlauf dieser Krankheit hilflos ausgeliefert zu sein. Invalidität und lebenslanges Siechtum müssen aber heute nicht mehr sein. Das Hauptziel beim Morbus Bechterew ist und bleibt die Erhaltung der Beweglichkeit der Wirbelsäule, des Brustkorbes und der stammnahen Gelenke durch intensive, tägliche gymnastische Übungen. Jeder Bechterewler hat also sein Schicksal zu einem guten Teil selbst mit in der Hand und kann die früher als unbeeinflußbar angesehene Verknöcherung und Verkrümmung der Wirbelsäule, wenn nicht vermeiden, so doch wesentlich verringern. Es bedeutet sicherlich eine große Überwindung, ja einen täglichen Kampf, die krankengymnastischen Übungen immer wieder unter Schmerzen durchzuführen. Meine Hamburger Moxa-Therapie lockert die Muskulatur entlang der gesamten Wirbelsäule und Schultergürtel auf, verbessert die Durchblutung und nimmt die Schmerzen weitgehend. Die Gymnastik kann so erheblich wirkungsvoller durchgeführt werden, entsprechend wird dadurch die so wichtige Beweglichkeit verbessert. Auch andere leichte sportliche Betätigungen können unter der Hamburger Moxa-Therapie schneller und zielstrebiger aufgebaut werden. Die bewährten Verfahren der physikalischen Therapie können selbstverständlich mit der Moxa-Therapie kombiniert werden.

Leichter Sport und Moxa-Therapie sind eine sinnvolle Kombination

Über den Sinn einer medikamentösen Therapie bei Morbus Bechterew gehen auch die Meinungen unter Fachleuten weit auseinander. Gerade bei der Langzeiteinnahme von Medikamenten sollten Sie sich (und Ihren Arzt) immer wieder kritisch fragen, ob dies wirklich nötig ist. Wenn die Medikamente vorwiegend aus Gründen der Schmerzunterdrückung genommen

Sind soviele Medikamente wirklich erforderlich?

werden, so können sie sicherlich zum großen Teil durch die Hamburger Moxa-Therapie ersetzt werden.

Sehr erfreulich war für mich die Begegnung mit der Deutschen Vereinigung Morbus Bechterew e. V. Diese Selbsthilfegemeinschaft ist eine ehrenamtlich geführte Organisation, die sich zum Ziel gesetzt hat, die ca. 300 000 bis 600 000 Bechterew-Patienten in der Bundesrepublik umfassend zu unterstützen. Sie fördert mittlerweile 150 Therapie- und Selbsthilfegruppen in 92 Städten und Regionen. Das vierteljährlich erscheinende Mitteilungsblatt »Bechterew-Brief« informiert über alle medizinischen, sozialen und versicherungsrechtlichen Fragen, die mit der Krankheit zusammenhängen. Die Vereinigung fördert unter ihren Mitgliedern den Gedanken- und Erfahrungsaustausch und führt in Problemfällen auch eine individuelle Beratung durch. Auch mir als Arzt hat diese Selbsthilfeorganisation viele wertvolle Anregungen vermittelt.

Mein Rat: Sprechen Sie mit Leidensgenossen!

Ich empfehle jedem, bei dem der Morbus Bechterew erkannt ist, sich dieser Vereinigung anzuschließen: Die wertvollen Erfahrungen können Ihnen helfen, nicht an Ihrem Bechterew zu zerbrechen. Sie lernen vielmehr, mit Ihrem Bechterew zu leben. Hier die Adresse:

Deutsche Vereinigung
Morbus Bechterew e. V.
Adam-Lang-Str. 19
8720 Schweinfurt
Tel. 09721/22033

Schlaflosigkeit –
eine Krankheit unserer Zeit

In der Bundesrepublik Deutschland werden Nacht für Nacht nach vorsichtigen Schätzungen vier Millionen Schlaftabletten geschluckt, die vom Arzt verschriebenen und von Schlaflosen selbst verordneten einmal zusammengenommen.

Rund acht Prozent der Bevölkerung konsumieren ziemlich regelmäßig Schlaftabletten. Das Heer der Schlafgestörten, die ab und zu, unregelmäßig oder keine Schlaftabletten nehmen, muß mit weiteren zehn bis 15 Prozent der Bevölkerung angegeben werden.

In der Schlaflosigkeit dokumentiert sich die Fehleinstellung zum Leben

Die so verbreitete Schlaflosigkeit ist eine »Krankheit« unserer Zeit. Meist drückt sie eine Fehleinstellung zum Leben aus, eine gestörte innere Ordnung, Verzweiflung von Körper und Psyche.

Die unkritisch verordneten und eingenommenen Schlafmittel stehen in keinem Verhältnis zu den Menschen, die wirklich Schlafmittel brauchen; das sind nämlich gar nicht so viele. Die allermeisten Fälle von Schlaflosigkeit lassen sich mit relativ einfachen Mitteln beheben. Regelmäßig eingenommene Schlafmittel können ihrerseits Schlaflosigkeit verursachen. Die Gefahr der Abhängigkeit von solch einem Medikament und die Möglichkeit, sich durch diesen Tablettenmißbrauch organische Schäden zuzuziehen, sollte allen, sowohl dem Verordnenden als auch dem Schlafgestörten, immer wieder deutlich vor Augen stehen und ihn zu angemessener Zurückhaltung veranlassen.

Schlaf macht Leben und Überleben erst möglich

Schlaf ist ein natürliches Erlebnis, eine Einrichtung der Natur, die das Leben und das Überleben möglich macht. Unser Leben besteht aus einem ständig fließenden und sich neu einstellenden Gleichgewicht, das sich tagtäglich zahlreicher störender Einflüsse erwehren muß. Die infektiösen Krankheitskeime um uns, die Gifte in unserer Nahrung, die Verschmutzung unserer Umwelt, berufliche und finanzielle Sorgen, die vielen häßlichen Erlebnisse, alles sind Aggressionen, die gezielt abgewehrt werden müssen. Gesunde Lebensführung und ein gesunder Schlaf sind unabdingbare Voraussetzungen, die unseren Körper, unsere Psyche in die Lage versetzen, im »Kampf des Lebens« zu überstehen – also gesund zu bleiben.

Unser zentrales Nervensystem, das Gehirn und das Rückenmark, kontrolliert im Schlaf alle Organleistungen, die für die Erhaltung des Lebens unerläßlich sind. Vor allem mittels des vegetativen Nervensystems steuert es die Atmung, das auf »Spargang« geschaltete Herz-Kreislaufsystem, die Verdauung, die entgiftende Leber- und Nierentätigkeit, den Energiestoffwechsel und damit die Funktion der Organe und die Körpertemperatur. Alle Lebensfunktionen laufen während des Schlafes langsamer ab. Körper und Seele erholen sich von den Tagesaktivitäten. Gesunder Schlaf bedeutet Erholung. Nur das Gehirn wacht ausreichend zum Wohl des Schläfers.

Körper und Seele erholen sich von den Tagesaktivitäten

Der Schlaf läuft in unterschiedlichen Phasen ab. Normalerweise liegen wir noch fünf bis zehn Minuten wach, nachdem wir uns hingelegt haben. Wir beginnen, uns zu entspannen und abzuschalten. Wir verfallen in einen schläfrigen Zustand. In dieser ersten Phase sind wir zwar geistig von unserer Umgebung losgelöst, starke Umweltreize können uns aber wieder aufwecken. Dann folgt ein leichter, noch oberflächlicher Schlaf, der ungefähr acht Minuten dauert. Dann schließen sich etwa sechs Minuten mittlerer Schlaftiefe an. Danach sinken wir in den ersten Tiefschlaf. Und dieser bringt uns auch die Entspannung, das Ausruhen, die intensivste Erholung. Die Phasen wiederholen sich mehrmals in der Nacht, aber nun in umgekehrter Reihenfolge: Vom Tiefschlaf gleiten wir wieder in die mittlere Schlaftiefe. Anstatt jedoch das erste Stadium zu erreichen, kommen wir nun in die Traumphase, im Amerikanischen »REM«-Phase genannt (das Kürzel steht für »rapid eye movement«, weil bei Forschungen herausgefunden wurde, daß der Träumende seine Augen – bei geschlossenen Lidern – in alle Richtungen rollt). Wir träumen mehrfach fast in jeder Nacht, erinnern uns aber meist nur noch an das, was uns kurz vor dem Aufwachen im Traum erschien.

Im Schlaf geht es immer auf und ab

Der Schlaf sollte von ausreichender Dauer sein, etwa sieben bis acht Stunden pro Tag. Alte Menschen benötigen meist weniger Schlaf als jüngere Erwachsene. Es gibt auch Menschen, die bei voller Gesundheit

Junge Menschen brauchen mehr Schlaf als alte

und Leistungsfähigkeit erheblich weniger Schlaf benötigen. Dies ist ein Problem der Schlafqualität, die eine intensive Erholung in kürzester Zeit möglich macht. Denn läßt man unseren Organismus ausreichend schlafen, dann hat dieser eine geradezu unbändige innere Kraft zu spontaner Heilung und Regeneration.

Schlaflosigkeit hemmt die Abwehrleistung

Psyche steht für Seele, Soma für Leib, Körper. In der Psychosomatik werden die vielfältigen Wechselbeziehungen zwischen Seele und Körper wiedergespiegelt. Jede seelische Bewegung ist von einer körperlichen Reaktion begleitet und umgekehrt. Das gilt, wenn wir uns gesund fühlen, und es gilt noch viel mehr für die häufigen seelischen und körperlichen Kümmernisse, die uns plagen. Für die enge Wechselwirkung zwischen Seele und Körper gibt es Hunderte von Beispielen. Der Mensch ist ein Ganzes und reagiert auf seelische und körperliche Bedrängnisse mit seinem ganzen psychosomatischen Wesen. Ist der Mensch psychosomatisch ausgewogen, wird er auch meist gut schlafen. Wenn das vegetative Nervensystem sich in einem stabilen Gleichgewicht befindet, so ist auch meist das körperliche Immunsystem, zuständig für die Infektabwehr, in Ordnung; Schlaflosigkeit aber hemmt die Abwehrleistung. Wir werden gegen alle möglichen Umweltreize anfälliger. Schlaf macht widerstandsfähig und gesund, Schlaflosigkeit verzögert die Heilung von organisch und seelisch kranken Menschen.

Wer Rückenschmerzen hat, schläft meist auch schlecht

Gerade die an Rückenschmerzen Leidenden klagen häufig über Schlafstörungen und erklären das mit einer gestörten Schlafmotorik. Aufgrund der Schmerzen muß bevorzugt auf einer Seite gelegen werden. Das bedeutet einerseits Belastung und Überlastung und Muskelverkrampfung. Am nächsten Tag wacht man »erschlagen« auf. Die Hamburger Moxa-Therapie bewirkt eine umfassende muskuläre Entspannung, bringt Schmerzfreiheit und macht dadurch die natürlichen Umlagerungen des Körpers während des Schlafes ohne Schmerzen möglich. Sie fühlen sich dann morgens ausgeschlafen. Ihr Nervenkostüm stabilisiert sich, und Sie sind widerstandsfähiger gegen alle Probleme des Alltags, zu denen ja auch die Schmerzen gehören. Die Hamburger Moxa-Therapie hat eine vielfältig stabilisierende Wirkung im seelischen wie auch im körperlichen Bereich. Durch die zeitlich und örtlich dosierten und in der Reihenfolge festgelegten milden Hautreizungen wird die innere Ordnung wiederhergestellt, die das natürliche Abschalten und den Schlaf wieder möglich macht und damit die besten Voraussetzungen zur allgemeinen Regeneration und zur Gesundung schafft.

Von Asien bis Europa: Ein Brennkraut mit Tradition

Seit Jahrtausenden: Mit Feuer gegen Schmerz

In allen großen Sagen der Menschheitsgeschichte, in allen Religionen und damit fast zwangsläufig auch in nahezu allen Heils- und Heilungstheorien spielt das Feuer eine große Rolle. Und es gibt Wissenschaftler, die behaupten, der Mensch habe erst begonnen, Mensch zu sein, als er sich das Feuer untertan gemacht habe. Das Feuer dient dem Kälteschutz, der Verbesserung der Nahrung, der »Reinigung« der Seele. Und seit Entdeckung der heilenden Wirkung der Moxibustion auch der Heilung. Das liegt nun einige tausend Jahre zurück.

Kannte schon der Neandertaler: die Wärme-Therapie

Wie diese Wirkung entdeckt wurde, das kann naturgemäß nur vermutet werden. Vielleicht fühlte ein früher Sammler und Jäger Erleichterung von seinem Zipperlein, wenn er sich am Feuer wärmte. Oder ein bestimmter akuter Schmerz verschwand, als er sich zufällig an einer Körperstelle, die vielleicht damit gar keinen Zusammenhang hatte, verbrannte. Jedenfalls sind Akupunktur und Moxibustion als charakteristische therapeutische Maßnahmen der traditionellen chinesischen Medizin seit über 2000 Jahren im Schrifttum nachweisbar.

Diese alten Schriften bedienten sich natürlich nicht unseres Wortes Moxibustion. In dem modernen Begriff ist das Wort Moxa enthalten, dessen Herkunft nicht ganz sicher ist. Nach einigen Deutungen soll es von dem japanischen »mogusa« stammen, was Brennkraut bedeutet. Andere Quellen machen die Portugiesen, die als erste in China dieser Behandlungsform waren, für eine Verballhornung dieses Wortes verantwortlich. Einige Forscher wiederum gehen auf die chinesische Sprache zurück, auf die Worte »jamoggi« oder »meekusa«, was jeweils soviel wie »brennendes Kraut« bedeuten soll.

Von den Chinesen haben wahrscheinlich die Japaner das Brennen der Moxa gelernt, das nicht nur der Bekämpfung, sondern auch der Vorbeugung von

Krankheiten diente. In einer europäischen Poliklinik in Japan war es 1874 bis 1878 noch eine große Ausnahme, wenn sich ein Japaner ohne typische Moxa-Narben am Körper vorstellte.

Von China über Japan in die Niederlande: der Siegeszug des »Brennkrautes«

Von China und Japan ging der Gebrauch des Moxa-Krautes nach Niederländisch-Ostindien über, wo die Holländer den Nutzen dieser Behandlung vor allem bei Gicht und Erkältungskrankheiten schätzen lernten. Die älteste in diesem Zusammenhang genannte Jahreszahl ist 1674. Damals konnte das Kraut bereits in Utrecht gekauft werden. Vorübergehend wieder in Vergessenheit geraten, kam das Brennen des Moxa-Krautes 1760 wieder in Mode, wurde dann aber vorübergehend in der Heilkunde durch das Brenneisen abgelöst.

Übrigens war das Heilen mit Feuer und Wärme, ja sogar mit Kräuterverbrennen auch den alten Ägyptern und Griechen bereits bekannt, wurde dann aber, wie so viele der alten Künste, verteufelt und vergessen zugunsten einer vermeintlich rationelleren Methode. So heißt es in dem 2000 Jahre alten Buch »De adfectionibus« von Hippokrates über Ischias unter anderem: »Wenn der Schmerz an einer bestimmten Stelle haftet und durch medikamentöse Mittel nicht zu bekämpfen ist, muß man die Stelle, wo der Schmerz seinen Sitz hat, mit rohem Flachs brennen.« Dasselbe Mittel helfe auch gegen die Gelenkkrankheit.

Hippokrates bekämpfte Ischias mit brennendem Flachs

Seit den frühen chinesischen und japanischen Heilkundigen hat sich auch die Form der Moxibustion weiterentwickelt. Heute wird bei richtiger Anwendung niemand mehr mit Brandnarben herumlaufen müssen, wenn er sich mit Kraut-Brennen geheilt hat oder heilen ließ. Eines aber ist seit alters her gleich: die Pflanzenart, die zum Heil-Brennen bevorzugt wird. Noch heute ist es eine Beifuß-Art.

Hamburgs Moxa-Kraut kommt aus Kyoto

Die Hamburger Moxa-Therapie verwendet dafür die Yomogi-Pflanze aus der Beifuß-Familie, die am Ibuki-Bergrücken, am Biwako-See bei Kyoto wächst. Aus dieser Yomogi-Pflanze wird das Ibuki-Moxa gewonnen. Die Japaner glauben, daß auf dieser Pflanze der Segen des Himmels ruhe.

Das Kraut, dessen wissenschaftlicher Name Artemisia und dessen pharmazeutische Bezeichnung Gaiyu lautet, wird im Sommer gepflückt, später getrocknet und dann bis zum Winter gelagert. Anschließend folgt die sorgfältige Verarbeitung zu den bekannten »Moxa-Zigarren« der Hamburger Moxa-Therapie. Auch bei Moxa-Kraut gibt es verschiedene Qualitäten. Das hängt im wesentlichen von der Dauer des Filterprozesses ab und auch vom Alter: So gibt es sieben Jahre altes Kraut oder elf Jahre altes, wie bei gutem Whisky.

Und wie bei diesem unterscheiden sich dann auch die Preise für das Kraut. Wie aber soll der normale Mitteleuropäer, der auf den Bezug über den Einzelhandel angewiesen ist, hier das rechte Verhältnis zwischen Qualität und Preis und – vor allem! – zum therapeutischen Wert herausfinden? Eine sichere Gewähr hierfür bietet zum Beispiel das Behandlungs-Set, das unter der Fachbezeichnung Hamburger Moxa-Therapie angeboten wird und aus allen notwendigen Gerätschaften sowie dem Jahresbedarf an Moxa-Zigarren einer sehr guten Qualität ausgestattet ist. Und vor allem: Kraut gleicher Qualität kann hierzu nachgeliefert werden, da der Hersteller direkt nach Mitteleuropa exportiert und das Moxa-Kraut nach den strengen westlichen Kriterien reinigt, trocknet und preßt.

Gleichbleibende Qualität ist auf diese Weise gewährleistet

Heute ist Moxibustion problemlos und einfach

Der weit überwiegende Teil der Moxa-Anwendungen wird praktiziert, wie es in der traditionellen chinesischen Medizin seit jeher üblich war. Bestimmte Akupunkturpunkte am Körper werden zusätzlich nach der Akupunktur gemoxt. Dabei wird ein kleiner Kegel Moxa-Kraut auf den Akupunkturpunkt gelegt und dort direkt abgebrannt. Ein anderes durchaus übliches Verfahren besteht darin, daß ein Moxa-Kegel oder -Zylinder auf die liegende Akupunkturnadel aufgespießt wird und dort abgebrannt wird. Bei ungeschickter Handhabung kann die direkte Moxibustion für den Patienten jedoch recht schmerzhaft sein und häßliche Brandwunden hinterlassen. Diese Art der Moxa-The-

Früher wurde direkt auf der Haut Kraut verbrannt

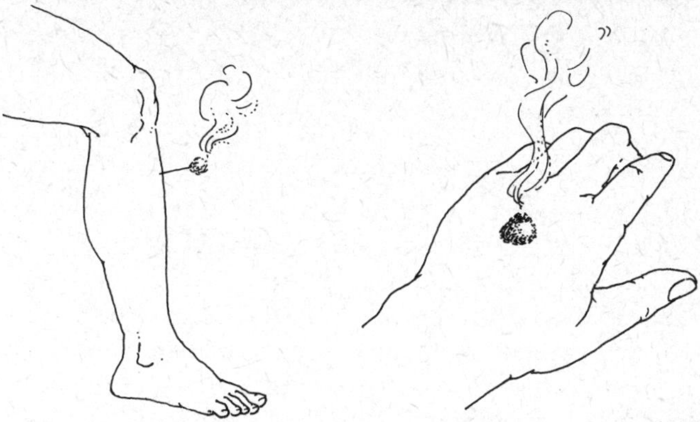

rapie wird deshalb in der Regel in Asien und in der westlichen Welt nur von speziell ausgebildeten Therapeuten durchgeführt. Um die schmerzhaften und manchmal sehr häßlichen Brandwunden zu vermeiden, wird häufig zwischen Haut und Moxa-Kegel ein Blättchen Papier, eine Ingwer- oder eine Knoblauchscheibe gelegt, um die Haut nicht ganz so direkt der Hitzeeinwirkung auszuliefern. Den beiden letzteren Zusätzen sagt man noch eine spezielle therapeutische Wirkung nach.

Im Gegensatz zu diesen hauptsächlich praktizierten Verfahren der Moxibustion gibt es in Japan und China verschiedene Techniken der indirekten Anwendung, die auch als Monotherapie, also losgelöst von der Akupunktur, in der Selbstbehandlung sich immer größerer Beliebtheit erfreuen.

Die Hamburger Moxa-Therapie kann jeder problemlos erlernen

Die von mir formulierte Hamburger Moxa-Therapie ist ein solches indirektes Verfahren, das jeder problemlos selbst einüben und praktizieren kann. Mittels eines von mir entwickelten »Moxers« wirkt die erhitzte Luft des glimmenden Moxa-Krautes auf bestimmte Hautbereiche. Der Vorteil dieses indirekten Moxens besteht darin, daß jeder die Hitze nach seiner persönlichen Verträglichkeit selbst steuern kann.

Brandwunden werden dadurch vermieden. Indirektes Moxen nach dieser Methode ist einfach in der Anwendung, kann von jedermann nach Anleitung durchgeführt werden und ist das weitaus schonendere Verfahren, ohne jedoch in der therapeutischen Wirksamkeit der direkten Methode in irgendeiner Weise nachzustehen.

Das sagt die Wissenschaft über Moxibustion

Eine Reihe von japanischen Wissenschaftlern hat übereinstimmend einige Gesetzmäßigkeiten bei der Moxibustion herausgefunden. Vor allem einmal wird die Durchblutung im gemoxten Gewebe erhöht. Die kapillare Reserve wird zugänglich, dadurch erhebliche Verbesserung der Gewebsdurchblutung und der Mikrozirkulation. Die Produktion der roten Blutkörperchen wird angeregt und erhöht sich deutlich meßbar im Laufe der Therapie. Das Abwehrsystem des Körpers wird in seinen verschiedensten Anteilen nachhaltig gestärkt. Hier mag die Begründung dafür liegen, daß in früheren Zeiten in der traditionellen chinesischen Medizin die Moxibustion häufig bei Infektionskrankheiten eingesetzt wurde.

Beim Moxen steigt die Produktion der roten Blutkörperchen

Weiter ist eine Verschiebung in den alkalischen Bereich (Hyperalkalose) im gemoxten Gewebe nachzuweisen. Andere Wissenschaftler beschreiben eine Verstärkung der Peristaltik der Eingeweide und eine Verbesserung der Leberfunktion.

In anderen Arbeiten ist nachgewiesen, daß Moxibustion im Organismus eine dem Histamin verwandte Substanz hervorruft, der antiallergische Eigenschaften nachgewiesen wurden. Jeder kann dies in einem kleinen Versuch an sich selber beweisen. Haben Sie das Pech, einmal von mehreren Mücken gestochen worden zu sein und gehören Sie weiterhin zu den Menschen, bei denen sich eine ansehnliche Quaddel um den Einstich bildet, die noch dazu zwei bis drei

Mein Tip: So prüfen Sie die Moxa-Wirkung an sich selbst

Tage besteht, so moxen Sie einmal Ihre frischen Mückenstiche – je frischer, desto besser und desto schneller die Wirkung. Sie werden überrascht sein, wie Ihre Mückenstiche innerhalb von Stunden verschwinden: Schon am nächsten Tag können Sie kaum noch erkennen, wo Sie gestochen worden sind. Und wenn Sie gerne noch den Unterschied sehen wollen, wie es aussieht, wenn Sie einen Mückenstich moxen und einen Mückenstich nicht moxen, dann behandeln Sie auf diese Weise nur einen Teil Ihrer Mückenstiche und lassen Sie den Rest unbehandelt. Der Unterschied wird Sie beeindrucken. Das funktioniert übrigens nicht nur bei Mückenstichen, sondern auch bei frischen Wespenstichen, wie ich es bei mir selbst und bei Patienten nachweisen konnte.

Nicht zu empfehlen: der Einsatz bei Schlangenbissen

Ältere Arbeiten beschreiben sogar den Einsatz der Moxibustion bei giftigen Schlangenbissen, was ich aber nicht für den Selbstversuch empfehlen will. Weiter wird das Moxa-Kraut, allerdings in Teeform, bei der Bekämpfung von Darmparasiten eingesetzt. Hier habe ich keine eigenen Erfahrungen. Diese Methode scheint aber verbreitet und auch erfolgreich zu sein.

Die Ganzheits-Selbstbehandlung: Hamburger Moxa-Therapie

Dr. Nottbohm: So kam ich zur Hamburger Moxa-Therapie

Die therapeutischen Möglichkeiten der Schulmedizin, chronischen Schmerzpatienten zu helfen, hat mich schon als Medizinstudent und insbesondere als jungen Arzt nie zufriedenstellen können. Häufig schien mir ein allzu krasses Mißverhältnis zwischen dem Aufwand und dem erzielten, meist bescheidenen Resultat zu bestehen, welches dazu nur allzu oft mit dem hohen Risiko weiterer gesundheitlicher Schäden erkauft werden mußte. Die Grenzen der Medizin, auf die ich an Universität und Klinik gestoßen bin, konnte ich jedoch nicht akzeptieren. Immer wieder traf man Kollegen, Ärzte, die alles erklären konnten, nur um das »Helfen«, das ja der Sinn des ärztlichen Wirkens ist, war es häufig genug schlecht bestellt. All dies hat in mir das große Bedürfnis geweckt und wachgehalten, nach wirksamen »Außenseiterheilmethoden« zu suchen und diese zu erproben und zu praktizieren. Insbesondere die Begegnung mit der traditionellen chinesischen Medizin, mit Akupunktur, Kräutern und Moxibustion, eröffnet mir neue diagnostische und therapeutische Wege.

Die Grenzen der Medizin kann ich nicht akzeptieren

Seit Jahren beschäftige ich mich nun mit dem Verfahren der Moxa-Therapie. Zunächst wurden mit einem von mir entwickelten Moxgerät nur chronische Rückenschmerzen mit großem Erfolg behandelt. Erstaunlicherweise verschwanden nicht nur die Rückenschmerzen, sondern auch die häufig gleichzeitigen chronischen Kopfschmerzen, ohne daß hier bewußt eingewirkt wurde. Diese Beobachtung veranlaßte mich, die Moxa-Therapie verstärkt bei den chronischen Kopfschmerzen einzusetzen.

In jahrelangen Erfahrungen und erprobt in umfangreichen Behandlungsserien ist nun ein einziges ausgereiftes Behandlungssystem entstanden, daß sowohl zur Therapie chronischer Kopfschmerzen als auch zur

Therapie chronischer Rückenschmerzen aller Art verwendet werden kann. Exakt eine einzige, genau festgelegte Behandlungsmethode für die verschiedensten Anwendungsgebiete mag zunächst und besonders für die Ärzte unter den Lesern befremdlich klingen. Ich habe den Erklärungen, warum dies nach meiner Vorstellung so sein muß, ein gesondertes Kapitel gewidmet. Wer dieses Kapitel genau studiert, wird Verständnis dafür entwickeln, daß durch diese Therapie nicht nur chronische Kopf- und Rückenschmerzen behandelt werden können, sondern erfahrungsgemäß auch Schlafstörungen, chronische Dickdarmverkrampfungen, Unterleibsverkrampfungen bei Frauen; niedriger Blutdruck, Erschöpfungszustände und viele andere vegetative Entgleisungen wurden günstig beeinflußt oder geheilt. Das schon etwas abgewertete – weil viel gebrauchte – Wort Ganzheitsmedizin möchte ich hier wieder aufleben lassen. Denn wo finden Sie in der Medizin noch ein einziges einfaches Heilverfahren, daß so viele verschiedene Krankheitszustände günstig beeinflußt? Dieses Verfahren erlaubt dem Fachmann und dem Laien in einem das übliche übersteigenden Maß, therapeutisch erfolgreich zu sein. Ich meine, hier ist es wirklich angebracht, bei der Moxa-Therapie von einer umfassenden ganzheitsmedizinischen Wirkung zu sprechen.

Das ist im besten Sinne Ganzheitsmedizin

Überzeugende Therapieerfolge mit der Hamburger Moxa-Therapie

Über einen Zeitraum von vier Jahren sind annähernd 1000 Patienten mit Kopf- und Rückenschmerzen mit der Hamburger Moxa-Therapie behandelt worden. Es ist verständlich, daß bei dieser großen Zahl nur ein Teil der Patienten von mir persönlich betreut und der Verlauf beobachtet werden konnte. Auch hat eine ganze Reihe von Ärzten, Masseuren, Physiotherapeuten, Krankenpflegern und Hausfrauen, die zunächst an sich selbst die Hamburger Moxa-Therapie erfahren haben, durch Weitergabe an andere oder durch die Behandlung anderer eine beachtliche Erfahrung mit diesem Therapiesystem gesammelt. Die erstaunlichen Erfolge einer zudem angenehmen Therapie machen die Verbreitung durch Mund-zu-Mund-Propaganda leicht. Spricht man mit Patienten, die sich selbst behandelt haben, so bekommt man häufig die Antwort: »Ja; es geht mir recht gut, und ich habe das Hamburger Moxa-Therapie-Set an einen Freund oder Nachbarn weitergegeben, der sich selbst jetzt damit behandelt. Und auch dem geht es schon besser.« Dies sei um so erstaunlicher, als das Kopf- oder Rückenschmerzproblem schon seit Jahren bestehe und von den Ärzten nicht gelöst werden konnte.

Jahrealte Schmerzprobleme werden auf verblüffende Weise gelöst

Die meisten Rückenschmerzpatienten leiden häufig genug an mehreren Schmerzproblemen entlang der Wirbelsäule. Auch kommen Rückenschmerzen und Kopfschmerzen häufig gemeinsam vor. Die von mir persönlich beobachteten Patienten müssen zum guten Teil auch als Problempatienten eingeordnet werden, da schon mehr als zehn Ärzte in deren Behandlung eingeschaltet waren. Es ist sicherlich nicht übertrieben zu sagen, daß es sich bei ihnen unter allgemeinmedizinischen Aspekten um schwierige therapeutische Probleme handelt. Auch ist die Selbstbehandlung nicht einfach; der Mensch neigt nun einmal dazu, sich nur solange zu behandeln, wie der Druck der Schmerzen groß ist. Wenn der größte Leidensdruck genommen ist, neigen viele aus Trägheit dazu, die Behandlung abzubrechen, obwohl die leichteren Restbeschwerden bei regelmäßiger Nachbehandlung in wöchentlichen Abständen nachhaltig und gut hätten therapiert werden können. Die in Zeit, Ort und Reihenfolge genau festgelegte Hamburger Moxa-Therapie wie vorgeschrieben durchzuführen, gelingt leider auch nicht jedem.

Meist handelt es sich um schwierige therapeutische Aufgaben

Wenn ich nun die Erfolgsquote der Hamburger Moxa-Therapie für chronische Kopfschmerzen einschließlich Migräne unter Berücksichtigung dieser Argumente vorsichtig schätze, dann liegt diese bei den Selbsttherapeuten bei 75 bis 85 Prozent. Bei chronischen Rückenschmerzen glaube ich die Erfolgsquote bei 70 bis 80 Prozent zu sehen. Die niedrigere Erfolgsquote ist wohl hauptsächlich auf die starke mechanische Beanspruchung im Lendenwirbelbereich zurückzuführen.

Die Erfolgsquote der Hamburger Moxa-Therapie liegt bei bis zu 90 Prozent

Einen positiven Therapieverlauf sehe ich, wenn die Patienten völlig schmerzfrei sind oder erheblich weniger Schmerzen haben, so daß mit geringem therapeutischem Aufwand die Schmerzen auf einem erträglichen Niveau gehalten werden können.

Da nach umfangreichen Studien 30 bis 40 Prozent der Bevölkerung der westlichen Industrienationen an chronischen Rückenschmerzen leiden und die chronischen, therapiebedürftigen Kopfschmerzen mit zehn bis 15 Prozent der Bevölkerung angegeben werden, wollte ich Kopf- und Rückenschmerzpatienten in einer repräsentativen Auswahl mit der Hamburger Moxa-Therapie behandeln. Denn bei den bisherigen Patienten hatte wegen der Überweisung durch andere Ärzte an mich schon eine gewisse Selektion stattgefunden.

Jeder Zehnte leidet unter chronischen Kopfschmerzen

Ich wählte deshalb folgende Versuchsanordnung: In der Klinik, in der ich tätig bin, sind in allen Bereichen etwa 250 Mitarbeiter beschäftigt. Im Laufe der Zeit hatte sich herumgesprochen, daß ich recht erfolgreich Kopf- und Rückenschmerzen behandle, und so wurde ich oft angesprochen und um Therapiesysteme gebeten. Bei diesen Personalbehandlungen waren bevorzugt Ärzte, Schwestern und Pfleger vertreten.

Nach den allgemeinen statistischen Erhebungen mußten bei 250 Mitarbeitern der Klinik mindestens 50 bis 70 Mitarbeiter unter den Problemkreis Kopf- und Rückenschmerzen fallen. Ich bat den Betriebsrat, in der Klinik öffentlich bekannt zu machen, daß ich interessierte Mitarbeiter der Klinik kostenlos in eine Selbstbehandlung der Kopf- und Rückenschmerzen mit der Hamburger Moxa-Therapie einweise und Therapiesysteme zur Verfügung stelle. Aufgrund dieses Aufrufes meldeten sich 21 Interessenten, die alle lange

So behandelte ich 21 Mitarbeiter

Jahre über Schmerzen im Wirbelsäulen- und Kopfbereich klagten. Alle 21 Personen, drei Männer und 18 Frauen, waren ständig in ärztlicher Behandlung, die im wesentlichen aus dem Spektrum der medikamentösen und physikalischen Therapie sowie Entspannungsübungen, Akupunktur, Massagen und vereinzelt Extensionsbehandlungen bestand. Daß die Frauen in der Gruppe in der Überzahl waren, ist vor allem auf den erheblich höheren Anteil der Frauen unter dem Klinikpersonal zurückzuführen.

Bei allen 21 Personen wurde eine ausführliche Krankengeschichte, die Anamnese, erhoben, bei der sehr viel Wert darauf gelegt wurde, die Konstanz der Schmerzen, wie sie über Jahre bestehen, in Übereinstimmung mit dem Patienten zu definieren und zu protokollieren. Die Beschwerdezeiträume reichten bei den Patienten von einem Dreiviertel Jahr (Gruppe A) und drei Jahren (Gruppe B) bis zu 25 Jahren (A) und 30 Jahren (B). Der Durchschnittszeitraum der Beschwerden lag bei 11,3 Jahren (A) und 17,6 Jahren (B). Das Lebensalter lag zwischen 57 und 25 Jahren. Das Durchschnittslebensalter liegt bei 39,4 Jahren (A) und 37,4 Jahren (B).

Alle mußten mindestens vier Monate lang ein Schmerzprotokoll führen

Die Patienten waren angehalten, über vier bis fünf Monate täglich ein Schmerzprotokoll zu führen. Die Schmerzintensität sollte in Symbolen angegeben werden (Stark = xxxx; mittel = xxx; leicht = xx; ganz leicht = x; keine Beschwerden = 0). Die empfundenen Schmerzen werden täglich nach diesen Symbolen nochmal aufgeteilt nach Kopf, Halswirbelsäule, Schultergürtel, Brustwirbelsäule und Lendenwirbelsäule und entsprechend der vierstufigen Schmerzsymbole eingetragen. (Obwohl bei der vierstufigen Schmerzcharakterisierung alle Stufen mit dem gleichen Intervall, nämlich nach einem x bewertet werden, kann die Schmerzzumessung nur als halbquantitativ bezeichnet werden. Der Schmerzintensitätsabfall ist sicherlich in der Stufe »stark« auf »mittel« am höchsten zu bewerten und fällt dann ab in der quantitativen Schmerzbemessung »mittel« zu »leicht«. Den beiden letzten Schmerzstufen von »leicht« auf »ganz leicht« und von »ganz leicht« auf »Null« sind sicherlich die kleineren Schmerzgefälle zugrunde zu legen.)

Die eingenommenen Medikamente, Arztbesuche und besondere therapeutische Maßnahmen werden in einer gesonderten Spalte ebenfalls täglich notiert. Andere Auffälligkeiten mit Schmerz- oder Beschwerdecharakter im positiven (z. B. erfreuliche Ereignisse) als auch im negativen (besonders viel Streß, seelischer Kummer) Sinn werden ebenfalls notiert. Die durchgeführten Hamburger Moxa-Therapien werden an den entsprechenden Tagen protokolliert.

Jeder Arztbesuch wird notiert

Nach sechs Wochen werden die 21 Personen per Los in zwei Gruppen (A und B) unterteilt. Die Gruppe A, 11 Personen, bekommt erst dann Moxa-Sets ausgehändigt und beginnt mit der Hamburger Moxa-Therapie. Die Gruppe B, 10 Personen, führt die Schmerzdokumentation ohne Moxa-Therapie weiter und bekommt erst nach der zwölften Woche Moxa-Sets ausgehändigt und beginnt dann mit der Hamburger Moxa-Therapie.

In der Grafik stellen die einzelnen Säulen die in einer Woche empfundenen durchschnittlichen Schmerzen, bezogen auf den Kopf- bzw. die einzelnen Wirbelsäulenabschnitte, dar. Das heißt: wenn jemand maximale Kopfschmerzen in der gesamten Woche empfunden hat, dann hat er an sieben Tagen in der Woche seine Kopfschmerzen mit »stark« charakterisiert, also siebenmal vier Kreuze, ergibt 28 Kreuze pro Woche. Die in der Gruppe A in den ersten sechs Wochen dokumentierten Schmerzen zeigen in allen Bereichen der Wirbelsäule und des Kopfes ein im wesentlichen konstantes durchschnittliches Schmerzniveau. Nach Beginn der Hamburger Moxa-Therapie in der Gruppe A in der siebten Woche findet ein hochsignifikanter Abfall der Schmerzintensität statt, der sich dann von der siebten auf die achte Woche weiter fortsetzt und nun im wesentlichen gleich bleibt. Die durchschnittlichen Hamburger Moxa-Therapien pro Woche sind mit Punkten dargestellt. Daß dieser hochsignifikante Schmerzintensitätsabfall in der Gruppe A nicht zufällig stattfindet, sondern in der

In der siebten Woche gingen die Schmerzen rapide zurück

Graphische Darstellung des Therapieverlaufs in zwei Versuchsgruppen

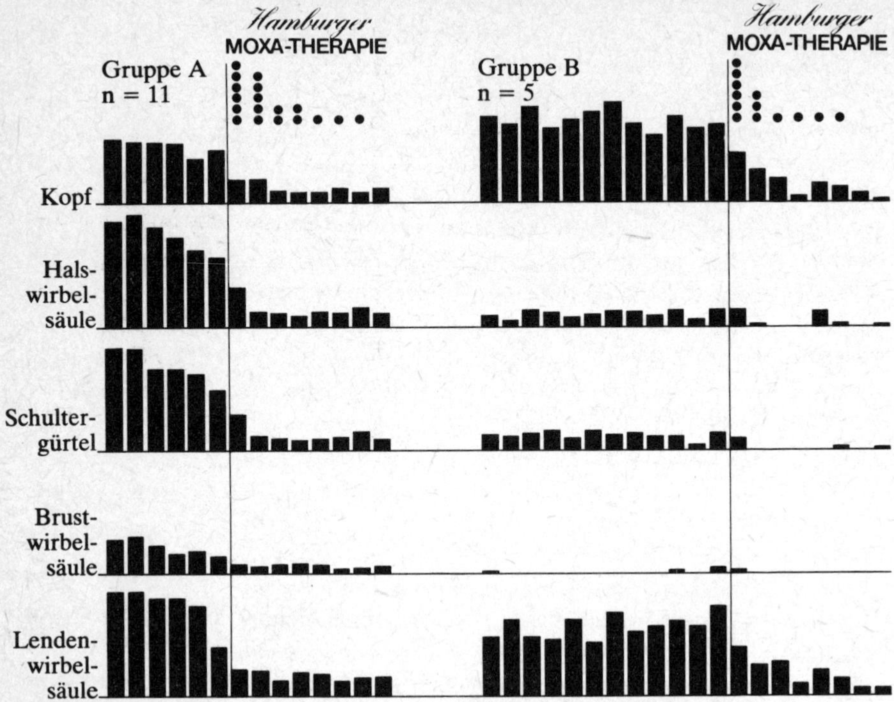

Abb. 26
Jeder Balken steht für die durchschnittliche Schmerzintensität pro Woche. Jeweils in der 7. Woche (Gruppe A) und in der 13. Woche (Gruppe B) begann die Hamburger Moxa-Therapie. Jeder Punkt bedeutet dabei eine Behandlung im Laufe der betreffenden Woche.

Hamburger Moxa-Therapie begründet ist, beweist die Gruppe B, die ohne Hamburger Moxa-Therapie zwölf Wochen die Schmerzen dokumentiert und erst dann mit der Hamburger Moxa-Therapie anfängt. Nach der zwölften Woche geht die Schmerzintensität ebenfalls auffällig zurück und setzt sich in den weiteren Behandlungswochen fort. Aus der Gruppe B sind leider nur noch von den dokumentierten Schmerzprotokollen fünf verwertbar, da die anderen fünf Patienten entweder ihre Protokolle verloren hatten oder diese so unvollständig über den doch recht langen Zeitraum von fünf Monaten geführt haben, daß sich eine statistische Verwertbarkeit ausschloß. Wirksam war die Hamburger Moxa-Therapie auch bei den Patienten, die nicht in die Statistik eingehen konnten.

Besonders zu bemerken ist, daß in den ersten sechs (Gruppe A) bzw. zwölf Wochen (Gruppe B) die übliche ärztliche Schmerzbehandlung uneingeschränkt weiterging. Und trotzdem stellt sich der durchschnittlich empfundene Schmerzpegel relativ hoch dar. In der Anwendungsphase der Hamburger Moxa-Therapie werden dagegen kaum noch Medikamente oder andere therapeutische Maßnahmen benötigt. Diese gegenläufigen Tendenzen sind nur in den individuellen Schmerzprotokollen dokumentiert und nicht in der Grafik berücksichtigt. Auch sind in der Grafik nicht die vielen Stabilisierungen auf dem vegetativen Sektor dokumentiert, wie z. B. eine bessere Schlafqualität während der Moxa-Behandlungen.

Während der Moxa-Therapie-Serie werden fast keine Schmerzmittel genommen

Abschließend kann man sagen, daß durch den hochsignifikanten Schmerzintensitätsabfall in allen Bereichen der Wirbelsäule und des Kopfes eine hohe therapeutische Wirksamkeit der Hamburger Moxa-Therapie nachgewiesen ist.

Auch kann hier auf die ganzheitsmedizinische Wirkung der Hamburger Moxa-Therapie geschlossen werden. Der hochsignifikante Schmerzintensitätsabfall findet sich in allen Bereichen der Wirbelsäule und des Kopfes, obwohl nur an Bauch, Lendenwirbelsäule, Unterschenkel, Unterarm gemoxt wurde. Die Hamburger Moxa-Therapie zeigt also eine positive Fernwirkung auf nicht im direkten Moxbereich gelegene Körperbereiche wie Kopf, Halswirbelsäule, Brustwirbelsäule und Schultergürtel. Die Hamburger Moxa-Therapie ist ein fest umrissenes Therapiesystem, das eine ganzheitsmedizinische Wirkung auf alle Bereiche des Körpers hat.

Eine positive Fernwirkung zeigt sich von Kopf bis Brustwirbelsäule

Dr. Nottbohms Versuch, die Erfolge der Hamburger-Moxa-Therapie zu erklären

Ich möchte betonen, daß ich hier keine schlüssige Theorie anbieten kann. Vielmehr hat sich meine spezielle Moxa-Therapie aus der Erfahrung entwickelt. Was ich dem medizinischen Wissen entnehme, paßt gut zu den eigenen Erfahrungen und Erfolgen und könnte die umfassende ganzheitsmedizinische Wirkung der Hamburger Moxa-Therapie erklären.

Kein Mensch ist ein isoliertes biologisches Wesen

Der Mensch ist kein isoliertes biologisches System, seine geistige, seelische und körperliche Existenz unterliegt vielmehr denselben polaren Kräften, wie sie im gesamten Mikro- und Makrokosmos zu finden sind. Daß der Mensch im Rahmen seines Umfeldes reagiert und funktioniert, ist eine Erkenntnis, die nicht erst die moderne Soziologie und Psychologie gemacht haben. Wir Menschen sind im ganzen gut angepaßt und antworten auf Reize mit ausgleichenden Reaktionen.

Reize werden jedoch nie statisch beantwortet, die Lebensvorgänge werden im Sinne eines dynamischen Fließgleichgewichtes erhalten. Eine Entgleisung von Reizen wird mit einer Disharmonie von Reaktionen erwidert. Je nach Schwäche oder Stärke der Reize schwingen die Reaktionen ins Gleichgewicht (Harmonie) oder sie entgleisen (disharmonieren): Bei Unwohlsein und Krankheit ist eine funktionelle Ordnung in unserem Körper gestört. Irgendwelche Einflüsse von außen beeinflussen die innere Ordnung. Wir fühlen uns krank. Wenn diese störenden Reize länger andauern, können sie das dynamisch-biologische Gleichgewicht nachhaltig verändern, stören oder zerstören, und wir haben das, was wir eine chronische Schädigung oder Erkrankung nennen.

Wenn Störungen andauern, können sie unser dynamisch-biologisches Gleichgewicht verändern

Bekanntestes Beispiel sind die Folgen langjähriger Über- oder falscher Ernährung, die unsere großen

Zivilisationskrankheiten wesentlich mit verursachen.

Die alten chinesischen Ärzte haben aufgrund jahrtausendealter Erfahrungen und Beobachtungen sehr konkrete Vorstellungen über krankmachende Einflüsse und stabile Gesundheit entwickelt. Vorstellungen, die hauptsächlich in praktischer Erfahrung und dem therapeutischen Erfolg ihre Wurzeln haben und die sich deshalb auch durch die Jahrtausende halten konnten:

Zwei Urkräfte ermöglichen unser Leben

Aus dem Tao, dem göttlichen himmlischen Prinzip, sind zwei Urkräfte entstanden, die als Yang und Yin auftreten. Sie bedeuten Leben, und ohne sie wäre das Leben nicht möglich. Das Tao steht für das Oberste, das nicht Anfaßbare, das für den Menschen Unsichtbare. Das Tao ist vergleichbar mit dem Göttlichen schlechthin. Das Tao geht in die Umwandlung über, die sich in den beiden polaren Urkräften Yin und Yang

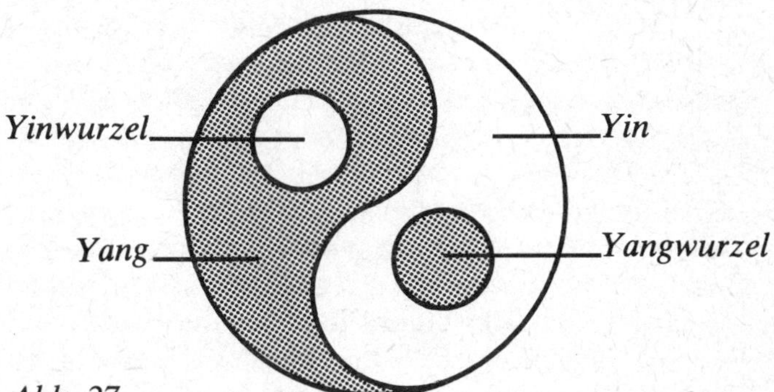

Abb. 27
Ein altes chinesisches Symbol des Yin und Yang.

darstellt und das Weltliche, das Körperliche, für den Menschen Faßbare bildet. Diese beiden polaren Kräfte Yin und Yang ermöglichen den Makrokosmos und den in diesem Makrokosmos lebenden Mikrokosmos, den Menschen. Sie bilden uns zum Einzelwesen. Diese beiden Pole Yin und Yang sind in einer ständigen Umwandlung, die sich immer wieder, bis in die kleinste Zelle, in einer Zweiteilung verästelt.

Das in der Abbildung dargestellte alte chinesische Symbol zeigt sehr anschaulich die Abhängigkeit, Polarität und Gegenseitigkeit der energetischen Kräfte Yin und Yang. Yang braucht zu seinem Bestehen und seiner Entwicklung eine Yin-Wurzel und das Yin eine Yang-Wurzel. Wenn Yin und Yang im Gleichgewicht miteinander sind, dann spricht man von einem Normalzustand, von der Gesundheit. Wenn die eine Kraft überwiegt, dann kann das immer nur auf Kosten der anderen geschehen, wie aus dem Symbol leicht zu erkennen ist. Entsprechend der Stärke dieses Überwiegens der einen oder anderen Kraft haben wir alle Krankheitsgrade vom einfachen Unwohlsein bis zur vitalen Lebensgefährdung.

Nur im Gleichgewicht sind wir gesund

In diesem Zusammenhang wird eine alte Therapieregel der chinesischen Ärzte verständlich, die besagt, daß man bei einem kranken Yang das Yin unterstützen soll und umgekehrt bei einem kranken Yin das Yang. Diese Therapieregel mutet für westlich geschulte Ärzte fast zu simpel an, ist aber als übergeordnete Regel bei den subtilen diagnostischen Methoden wie Zungendiagnostik und Pulsdiagnostik, mit denen die Disharmonie im polaren Kräftesystem des Yin und Yang gut erfaßt werden können, und bei Einsatz der spezifischen Therapien wie Akupunktur, Kräutermedizin und Moxibustion erstaunlich erfolgreich. Auch wird jetzt möglicherweise verständlich, was häufig in der Literatur beschrieben ist, daß nämlich die kaiserlichen Ärzte des alten China ihre Hauptaufgabe darin sahen, die Krankheiten zu verhindern, nicht sie zu heilen. Es lag also ein deutlicher Schwerpunkt im Vorbeugen von Erkrankungen oder Früherkennung von Störungen, die dann frühzeitig und häufig eben deswegen erfolgreich behandelt werden konnten.

Die Headschen Zonen gelten heute als wissenschaftlich gesichert

Doch zurück zu dem westlich gefärbten Gedanken über die Wirkung meiner Moxa-Therapie. Ende des 19. Jahrhunderts entwickelte der englische Neurologe Head, wohl angeregt durch das chinesische Meridiansystem, das Segmentschema. Das Segmentschema nach Head, die sogenannten Head'schen Zonen, sind von den Wissenschaftlern Hansen und Schliak noch verfeinert worden und gelten heute als wissenschaftlich gesichert. (In der klassischen chinesischen Akupunktur hat man die Vorstellung, daß die Energie im Körper in einem Leitbahnensystem oder Meridiansystem zirkuliert. Die Akupunkturpunkte sind als Löcher oder Verbindungen zwischen diesen Leitbahnen anzusehen.) Ein Segment ist ein vom gleichen Rükkenmarksabschnitt versorgtes Gebiet, an dem alle Gewebsarten, Muskulatur, Knochen, Gewebe bis zu den inneren Organen beteiligt sind.

Hier soll im wesentlichen nur auf die Hautsegmente (Dermatome) und die Organsegmente (Viscerotome) eingegangen werden. Insgesamt gibt es drei Gesichtssegmente des Trigeminus Tr 1 bis Tr 3. Dann folgen acht Halssegmente (Cervikal-Segmente) C 1 bis C 8, die vorwiegend die oberen Extremitäten, den Schultergürtel und den hinteren Teil des Kopfes versorgen. Daran anschließend finden sich zwölf Brustsegmente (Thorakal-Segmente) Th 1 bis Th 12, die den gesamten Körper vorn bis in den Ober-und Mittelbauch hinein versorgen. Die fünf Lendensegmente (Lumbal-Segmente) L 1 bis L 5 gehören in diesem Sinne, wie auch die fünf Steißbein-Segmente (Sacral-Segmente) S 1 bis S 5, zum Mittelbauch, Unterbauch sowie dessen Organe, das Gesäß und die unteren Extremitäten. Neben der motorischen und sensiblen nervlichen Versorgung, die den Rückenmarkssegmenten entsprechen, gibt es noch das autonome Nervensystem, das weitgehend nicht dem Willen unterliegt und wesentlich an der Steuerung der Tätigkeit der inneren Organe beteiligt ist.

Den Rückenmarksegmenten entsprechen die motorische und die nervliche Versorgung

Nun darf man nie einen Teil des Nervensystems isoliert betrachten. Das vegetative Nervensystem führt sensible Bahnen, und das sensible und motorische Nervensystem führt vegetative Bahnen. Die Äußerungen und Steuerungen des Nervensystems sind sehr kompliziert, und der wissenschaftlichen Forschung ist es vorbehalten, ständig neue Erkenntnisse hervorzubringen. Allgemein kann man aber schon heute sagen, daß durch mannigfaltige Rückkopplungsschleifen – vergleichbar mit Regelkreisen – Eindrücke wahrgenommen und Funktionen gesteuert werden.

Wenn ein inneres Organ erkrankt, ist das zugehörige Segment oft überempfindlich

Wie schon im Kapitel über die Kopfschmerzen erwähnt, sind Gehirn und die anderen inneren Organe selber fast völlig schmerzunempfindlich. Sie korrespondieren aber entsprechend ihren Segmentnerven mit einem bestimmten Areal auf der Hautoberfläche. Das bedeutet: Wenn ein inneres Organ erkrankt, besteht häufig eine Überempfindlichkeit oder Schmerzhaftigkeit der dazugehörigen segmentalen Hautbezirke. Dieses ist einerseits wichtig für die Diagnosefindung einer inneren Organerkrankung, andererseits kann umgekehrt über das empfindliche Organsegment das Organ selber günstig beeinflußt oder sogar geheilt werden. Ein Beispiel sind die weit verbreitete Neuraltherapie oder auch uralte Hausrezepte, wie die Wärmflasche bei Magenverstimmung oder bei Gallenkoliken.

Chinesische Moxibustion ist eine Hautreiztherapie

Auch die chinesische Akupunktur und Moxibustion kann man als eine Hautreiztherapie bezeichnen, die über die Haut günstig oder heilend auf innere Organe und Gewebe einwirken soll. Kein Organ des menschlichen Körpers ist mit so einem dichten Nervennetz überzogen wie die Haut, die sich wiederum in Segmente aufteilt, entsprechend der nervlichen Versorgung aus dem Rückenmark. Die von mir entwickelte Hamburger Moxa-Therapie ist eine milde Hautreiztherapie, die im wesentlichen alle Segmente des Körpers erfaßt, also über die Haut und auf die der Haut zugeordneten inneren Organe und Muskelgruppen eine umfassende ganzheitsmedizinische Wirkung hat. Die Moxa-Wärme ist zeitlich bewußt kurz gehalten und liegt bei vielen in den ersten Behandlungstagen sicherlich unter der Wirkgrenze. Aber gerade die Wiederholung von unterschwelligen Reizen ist eine sichere Methode, ohne Überreaktion oder Nebenwirkungen zu einem stabilen therapeutischen Erfolg zu kommen. Eine alte Regel aus der Naturheilkunde besagt: Kleine Reize regen an, mittlere heilen, ein Übermaß von Reizen schadet.

Gerade die Wiederholung sichert den Erfolg

Um in chinesischem Gedankengut zu sprechen, wage ich vorsichtig anzudeuten, daß meine Therapie in ihrer zeitlichen und räumlichen Ordnung die polaren Kräfte Yin und Yang so anstößt, daß diese aus dem Ungleichgewicht ins Gleichgewicht zurückpendeln. Ist dieses Gleichgewicht, dieses dynamische Fließgleichgewicht wieder hergestellt – was gerade bei jungen Menschen erstaunlich schnell geht –, dann schwingt es in sich selber und ist biologisch stabil.

Wie kommt es nun aber, daß der Spannungs- oder Streßkopfschmerz, der vasomotorische Kopfschmerz und auch die Migräne schnell und sehr effektiv mit meinem Therapiesystem beeinflußt werden können oder gar häufig für Monate die Schmerzen vollkommen verschwinden, auch wenn örtlich am Kopf überhaupt nicht eingewirkt wurde? Hier muß eine Fernwirkung im Sinne eines ordnenden Prinzips unterstellt werden. Auch der ausgeprägten Wirkung auf die gesamte Wirbelsäule, einschließlich der Schultergürtelmuskulatur, muß ein ähnlich ordnendes Prinzip unterstellt werden, da die Moxibustion nur an Bauch, Lendenwirbelsäule und am unteren inneren Teil der vier Extremitäten einwirkt. Der therapeutische Erfolg findet nicht nur am Orte des Moxens, sondern hauptsächlich in Bereichen des Körpers statt, auf die die Hamburger Moxa-Therapie nicht direkt einwirkt.

Heilende Fernwärme als ordnendes Prinzip

Erstaunlich war für mich immer die Beobachtung, daß Schlafstörungen, egal ob Durchschlaf- oder Einschlafstörungen und gleichgültig welcher Ursache, zu einem erstaunlich hohen Teil behoben werden. Dies konnte ich zunächst bei Kopfschmerz- und Rückenschmerzpatienten beobachten und führte dieses Phänomen deshalb auf die Verringerung der Schmerzen zurück. Inzwischen habe ich aber eine ganze Reihe von Patienten behandelt, die nur unter Schlaflosigkeit litten und zusätzlich kein Schmerzproblem hatten. Ihnen konnte ich mit der Hamburger Moxa-Therapie größtenteils helfen. Dies ist umso höher zu bewerten, als die meisten dieser Patienten vorher von Fachleuten ausgiebig vorbehandelt worden waren und hier nur unbefriedigende oder gar keine Erfolge erlebten.

Verringerte Schmerzen führen zu besserem Schlaf

Nicht unerwähnt darf bleiben, daß eine ganze Reihe von vegetativen Entgleisungen oder Symptomen ebenfalls unter dieser Therapie verschwinden. Der niedrige Blutdruck, ein weit verbreitetes Kreislaufproblem bei Frauen, wird unter meiner Therapie zur Norm angehoben. Häufig geben die behandelten Patienten an, sie fühlten sich ganz einfach besser, sie fühlten sich leistungsfähiger, in ihrer Brust sei jetzt Ruhe, die Unruhe verschwunden, die Schlafqualität besser. Auch diese therapeutischen Effekte kann ich nur im Sinne der Wiederherstellung einer Ordnung der »Regelkreise« oder eines Einschwingens in den Normalzustand deuten.

Akupunktur und Moxibustion verändern die Konzentration der Neurotransmitter, Amine und Endorphine

Gegenstand intensiver Forschung waren in den letzten zehn Jahren die Neurotransmitter (Nervenüberträgerstoffe), biogenen Amine und Endorphine (körpereigene, opiatähnliche Eiweißstoffe im Blut und Gewebe, die die Schmerzempfindlichkeit senken oder ausschalten). Sie entscheiden bei der Steuerung und auch Fehlsteuerung körperlicher Funktionen mit. Nachgewiesen ist von chinesischen, japanischen und westlichen Wissenschaftlern, daß durch Akupunktur und Moxibustion die Konzentration dieser Stoffe verändert wird. Vorstellbar ist, daß bei spezifischer Dosierung der Moxibustion durch Ort und Zeit durch diese wichtigen Funktionsstoffe die nervalen Regelkreise sich so steuern und stabilisieren lassen, daß sie in ein biologisches Gleichgewicht einschwingen und ein Normalzustand erreicht wird. Aber das alles sind Hypothesen, die ich nicht beweisen kann und die ich nur als Denkanstöße erwähne. Entscheidend für die Praxis ist, daß das Therapiesystem funktioniert und den Patienten geholfen werden kann. Etwas ketzerisch behaupte ich aus meiner Erfahrung heraus: Es gibt viele Leute, die alles erklären können, es gibt aber wenige, die helfen können. Und es gilt immer noch der alte Satz: Wer heilt (bzw. hilft), hat recht.

Entscheidend ist aber, das Therapiesystem funktioniert und den Patienten kann geholfen werden

Moxibustion heilt, was gestört ist – Moxibustion heilt nicht, was zerstört ist!

Schmerz fühlt jeder Mensch anders – Probleme bei der Objektivierung

Jeder von chronischen Schmerzen geplagte Mensch empfindet und erträgt die Schmerzen auf seine Weise. Was für den einen noch erträglich scheint, kann der andere schon nicht mehr aushalten. Nicht nur zwischen verschiedenen Menschen, sondern auch bei ein und demselben Menschen wechselt die Schmerzempfindlichkeit. Auch jedes noch so ausgeklügelte Schmerzprotokoll oder »Schmerzintensitätskontrollsystem« bleibt da unvollkommen. Auch das möchte ich an einigen Erfahrungen mit chronischen Schmerzpatienten darstellen.

Bei jedem Menschen wechselt die Schmerzempfindlichkeit

Ist ein seit 20 Jahren Kopfschmerzleidender durch die Moxa-Therapie seit drei Monaten weitgehend von seinen Beschwerden befreit, so wird er gelegentlich leichtere Kopfschmerzen viel intensiver empfinden und auch als schwerer charakterisieren als zu früheren Zeiten. Er hat sich an den Zustand ohne Kopfschmerzen schon so gewöhnt, daß er jetzt Kopfschmerzen als eine echte Belästigung empfindet, während er früher täglich damit leben mußte und dies auch weitgehend akzeptiert hatte. Das Schmerzerlebnis ist also auch bei ein und derselben Person nicht objektivierbar. Vergleichbar ist dieses mit folgendem, das sicherlich jeder schon erlebt hat: Sie haben bei winterlichem Wetter keine Handschuhe getragen und deshalb kalte Hände bekommen. Nach Hause zurückgekehrt, waschen Sie sich die Hände in kaltem Wasser und empfinden dieses Wasser als warm. Wenn Sie aus der warmen Stube kommen und sich mit dem gleichen kalten Wasser die Hände waschen, empfinden Sie es als kalt. Das Wasser hat seine Temperatur nie geändert, Sie selbst empfinden das Wasser einmal kalt und einmal warm, weil Sie beide Male von zwei ganz verschiedenen Situationen ausgehen.

Machen Sie den Versuch: Bei kaltem Wetter wärmt selbst kaltes Wasser

Eine weitere erstaunliche Beobachtung ist für mich immer wieder das Positivieren des menschlichen Gedächtnisses: Alles, was uns negativ unangenehm belastet oder belastet hat, wird sehr schnell vergessen oder verdrängt oder bagatellisiert, während das Positive im Gedächtnis viel besser haften bleibt. Mir scheint dies ein wichtiges Naturgesetz zu sein, denn wenn alles Negative in uns ewig gespeichert würde, wäre dies für unseren Körper und unsere Psyche eine riesige Belastung. Das Gedächtnis hat bei den meisten von uns die starke Tendenz, das »Schlechte« aus dem Gedächtnis auszusortieren. Es gibt aber auch Menschen, die nicht vergessen können, und diese leiden viel mehr, als die, denen diese Fähigkeit gegeben ist.

Positives und schöne Erlebnisse bleiben besser im Gedächtnis haften

Zur Objektivierung von Schmerzen hat sich sehr bewährt, über vier bis sechs Wochen ein Schmerzprotokoll ohne Behandlung zu führen. Zu Anfang dieser Zeit wird eine exakte Krankengeschichte mit detaillierter Erfassung der Schmerzsensationen in ihrem zeitlichen Auftreten geschrieben, wobei ich sehr viel Wert darauf lege, daß die Dauer des langzeitigen Schmerzproblems zusammen mit dem Patienten festgestellt wird. Ich weise den Patienten immer wieder darauf hin, daß ich ihm später die mit ihm zusammen erarbeitete Schmerzausgangssituation immer wieder vorhalten und dann mit dem erreichten therapeutischen Zustand vergleichen werde. Ein Beispiel: Ein leitender Angestellter kommt zu mir und erzählt, daß er an sechs Tagen in der Woche vier, fünf Stunden lang Kopfschmerzen habe. Die Kopfschmerzen nähmen im Laufe des Tages zu und verschwänden dann in den Abendstunden. Die Kopfschmerzen bestünden schon seit rund zehn Jahren, hätten aber in den letzten vier bis fünf Jahren das jetzt geschilderte Ausmaß erreicht. Von seinen Ärzten seien ihm Schmerzmittel und Psychopharmaka verschrieben worden, die er allerdings sehr selten nehme, da er eine sehr verantwortungsvolle Tätigkeit habe und sich konzentrieren müsse. Die Kopfschmerzen seien zunehmend ein Handicap und schränkten ihn in seiner Leistungsfähigkeit erheblich ein. Er habe bis jetzt mit niemandem über seine

Geheilte Schmerzpatienten vergessen schnell, wie schlecht es ihnen einmal ging – ein Beispiel

Kopfschmerzen sprechen mögen, außer mit Ärzten, da er an Leistungsfähigkeit und Vitalität einen hohen Selbstanspruch habe und dies auch gerne in seiner Umwelt demonstriere. Meine Moxa-Therapie befreite ihn innerhalb von einer Woche von seinen Kopfschmerzen, und dies hielt ohne weitere Behandlung über ein Jahr an, bis sie wieder vereinzelt auftraten. Als ich diesen Patienten drei Monate nach Therapiebeginn befragte, wie ihm die Moxa-Therapie bekommen sei, antwortete er mir: »Gut, keine Kopfschmerzen mehr gehabt.« Auf mein übliches Nachfragen nach Details antwortete er mir: »Ach, so schlimm war das ja mit den Kopfschmerzen gar nicht. Ein- bis zweimal die Woche, manchmal auch nur alle zwei Wochen einmal und vielleicht wäre das ja auch so weggegangen.« Diesem Mann waren seine Kopfschmerzen stets ein Dorn im Auge und störten sein Selbstbewußtsein; jetzt hatte er seine Kopfschmerzen schon völlig verdrängt. Das große Kopfschmerzproblem, das für ihn bestand, bagatellisierte er, und in einigen weiteren Monaten wird er es ganz vergessen haben.

Dieser Fall ist typisch für viele Kopfschmerz- und Rückenschmerzleidende, denn Kopf- und Rückenschmerzen zählen nicht zu den schweren Erkrankungen, sie sind eher Ärgernisse, von denen man heimgesucht und geplagt wird. Und wenn ein Ärgernis beseitigt ist, dann sollte es schnell vergessen werden – eine sehr schöne Einrichtung der Natur.

Vergessen ist eine Selbsthilfeeinrichtung der Natur

Die Konsequenz ist, daß Schmerzprotokolle nicht länger als drei Monate geführt werden sollten, da die Therapie die Schmerzschwelle verschiebt und die Schmerzempfindungsmaßstäbe im Laufe der Zeit sich erheblich verändern.

Der Moxa-Therapeut – ein neues Berufsbild

»Seit mehreren Jahren befasse ich mich als Physiotherapeut mit Patienten, die Beschwerden am Bewegungsapparat haben. Als Therapie wurden das warme Bewegungsbad (33° C), Unterwassermassagen und gezielte Gymnastik eingesetzt. Die Ärzte, mit denen ich zusammenarbeite, waren von meinen Erfolgen begeistert. Trotz lebhaften Zuspruchs konnte ich die Betriebskosten des aufgewärmten und großen Bewegungsbades nicht mehr tragen und mußte mich nach einer anderen Tätigkeit umsehen. Durch einen befreundeten Gynäkologen wurde ich auf die Moxa-Therapie nach Dr. Nottbohm aufmerksam. Ich nahm Kontakt zu Dr. Nottbohm auf, der mich gründlich in der Moxa-Therapie unterwies. Sehr skeptisch machte ich die ersten Versuche, doch schon bald stellte ich mit Erstaunen fest, wie intensiv diese doch recht einfache Therapie wirkte. Seit geraumer Zeit wende ich nur noch die Hamburger Moxa-Therapie an und habe diese zur Grundlage einer neuen Existenz gemacht.

Eine erfolgreich behandelte Heilpraktikerin setzt jetzt selbst in ihrer Praxis die Moxa-Therapie ein

Von mir wurden bisher rund 80 Patienten mit verschiedenen Krankheitsbildern behandelt:

- Kopfschmerzen,
- Migräne,
- Schmerzen im Halswirbelsäulen- und Nackenbereich,
- Schmerzen im Schultergürtelbereich,
- Schmerzen im Lendenwirbelsäulenbereich,
- Bechterew'sche Erkrankung.

Einige eindrucksvolle Beispiele, die mir die intensive Wirkung der Hamburger Moxa-Therapie zeigten: Eine Patientin, die seit 40 Jahren an einer Migräne litt und von mehreren Ärzten ohne Erfolg behandelt worden war, bezeichnete sich schon nach etwa zehn Anwendungen als beschwerdefrei. Diese Patientin, die selbst Heilpraktikerin ist, setzt nun ebenfalls die Moxa-Therapie in ihrer Praxis ein.

Eine weitere Patientin, die seit längerer Zeit über Schmerzen im Lendenwirbelbereich (neurologische Ausfallserscheinungen, Muskelrückgang des rechten Beines) klagte, wurde von mehreren Fachärzten ohne Erfolg behandelt. Auch hier konnte die Hamburger Moxa-Therapie erfolgreich eingesetzt werden.

Außerdem wurden von mir mehrere Hochleistungssportler, die an den verschiedensten Verletzungen litten, mit Erfolg gemoxt.

Aufgrund der vielen Erfolge weiß ich heute, daß die Hamburger Moxa- Therapie als sehr sicheres und erfolgreiches Verfahren bei den genannten Anwendungsgebieten den herkömllichen Therapien überlegen ist.«

Norbert Pohl, Hamburg

Erfahrungen eines Gynäkologen mit der Hamburger Moxa-Therapie

»In der täglichen Praxis ist der Gynäkologe häufig mit den funktionellen Schmerzbildern konfrontiert, die zur Unzufriedenheit von Arzt und Patient weder diagnostisch richtig eingeordnet noch erfolgreich behandelt werden können.

Häufig suchen Patientinnen mit Rückenschmerzen Rat mit der Frage, ob gynäkologische Organerkrankungen wie Senkung, ›Gebärmutterknickung‹ und anderes mit möglicher operativer Behandlung dafür verantwortlich sein könnten. Gerade Mütter mit Kindern klagen häufig über migräneartige Kopfschmerzen und suchen zunächst einen Zusammenhang zwischen der Pille und diesen sehr unangenehmen Schmerzbildern.

Oft klagen Schwangere über Hexenschuß-ähnliche Schmerzen

Schwangere Patientinnen klagen oft über Schmerzen, die dem Hexenschuß ähneln. In vielen Gesprächen muß der behandelnde Gynäkologe dann doch seine Hilfslosigkeit erleben, will er alle diese häufigen

Beschwerden grundlegend behandeln. Dem steht zudem entgegen, daß gerade hier Schmerzmittel zu einem kaum vertretbar häufigen Einsatz kommen. Über diese kleine Auswahl häufig gehörter Beschwerden kam ich in Kontakt mit Dr. Nottbohm und der von ihm entwickelten Hamburger Moxa-Therapie. Dabei erlebte ich bald, daß viele meiner Patientinnen dieses System erfolgreich anwandten, und dabei fiel eher nebenbei auf, daß einige Patientinnen, die unter funktionellen Unterbauchbeschwerden litten, über Besserung auch bei dieser Krankheit berichteten.

So entstand fast zufällig die Idee, über den bekannten Anwendungsbereich Kopf- und Rückenschmerzen hinaus einmal gezielt die Einsatzmöglichkeiten der Hamburger Moxa-Therapie bei diesen häufigen Beschwerden zu überprüfen.

Zwischen organischen Leiden und funktionellen Leiden muß sorgfältig unterschieden werden

Hier muß natürlich sorgfältig unterschieden werden zwischen faßbaren organischen Leiden und der Gruppe von funktionellen Beschwerden, die ihrerseits vielfältige Bilder haben können.

Hier muß ich mich darauf beschränken, auf eine Vielzahl von Literatur gerade im Arbeitsfeld der Psychosomatik zu verweisen. Soviel nur: Viele der Schmerzerlebnisse werden als heftige »Verkrampfung« auf einer oder beiden Seiten im Unterbauch geschildert. Beschwerden also, die aus heiterem Himmel das Wohlbefinden beeinträchtigen, dazu in der Vielzahl nicht alltags bei Berufstätigkeit oder Hausarbeit auftreten, sondern gerade in Ruhephasen – eigentlichen Erholungs- oder Entspannungssituationen –, und die deshalb besonders belasten. Komplizierend kommt hinzu, daß in der Vergangenheit viele solcher Patientinnen, in der verzweifelten Suche nach Hilfsmöglichkeiten, operiert wurden: Meist wurde die Gebärmutter entfernt. Verwachsungsbeschwerden lösten dann das ursprüngliche Schmerzbild ab.

Auf der Suche nach Hilfe wird oft die Gebärmutter entfernt

In der gynäkologischen Praxis wurden in den vergangenen Monaten nach ausführlicher Diagnostik und eingebundenen aufklärenden Gesprächen über den Hintergrund des Krankheitsbildes zwölf Patientinnen gezielt mit der Hamburger Moxa-Therapie versuchsweise behandelt, in der Hoffnung, die allgemeinkörperlich vegetativ stabilisierenden Effekte auszunutzen, die Dr. Nottbohm berichtete. Dieser Versuch beinhaltete gleichzeitig den Versuch, über konkretere Körpererfahrung den Zusammenhang zwischen allgemeiner seelischer Befindlichkeit und körperlichen Schmerzen aufzuzeigen. Dies konnte und sollte keinen wissenschaftlichen Anspruch erheben, sondern sollte der Versuch sein, mit weniger Medikamenten als bis dahin die geschilderten Beschwerden zu behandeln.

Schon nach drei Wochen Behandlung ein deutlicher Rückgang der Beschwerden

In einem relativ kurzen Behandlungszeitraum von jeweils drei Wochen schilderten neun Patientinnen einen deutlichen Rückgang der Beschwerden und längere schmerzfreie Intervalle. Drei der Patientinnen lehnten nach kurzen Versuchen die Behandlungsmethode aus unterschiedlichen Gründen ab, insbesonders wegen der entstehenden Geruchsbelästigung.

In einer weiteren Gruppe von vornehmlich jugendlichen Patientinnen wurde die Hamburger Moxa-Therapie zur Behandlung der primären Dysmenorrhoe, also der schmerzhaften Monatsblutung eingesetzt. Auch diese Klientel ist sehr inhomogen, was aber dem Beschwerdebild und den vielfältigen Meinungen in der wissenschaftlichen Literatur über die Ursachen entspricht. Ausgewählt wurden in der Praxis Jugendliche und Frauen zwischen 16 und 19 Jahren, alles Patientinnen, die kein hormonelles Verhütungsmittel benutzen und sich durch die Dysmenorrhoe so beeinträchtigt fühlten, daß sie regelmäßig am ersten Tag der Periodenblutung dem Schulunterricht fernbleiben mußten. Nach ausführlicher Einweisung wurden sie aufgefordert, jeweils einen Tag vor dem erwarteten Beginn der Periode mit der Moxa-Therapie zu beginnen und diese während der ersten zwei Tage weiterzuführen. Von acht so behandelten Patientinnen fühlten sich spontan sechs bei der ersten Behandlung so weit gebessert, daß sie ohne Probleme am Unterricht teilnehmen konnten. Lediglich zwei Patientinnen gaben keine Besserung an und verlangten weiter Schmerzmittel zur Behandlung.

Regel-Schmerzen gingen spontan zurück

Jede nebenwirkungsarme Therapie muß geprüft werden

Mir ist die unwissenschaftliche Betrachtungsweise der hier geschilderten Bilder sehr wohl bewußt. Ich meine jedoch, gerade bei den immer deutlicher werdenden Nebenwirkungen von Schmerzmitteln ist jede nebenwirkungsfreie und nebenwirkungsarme Methode gerade dann der Überprüfung wert, wenn eine kausale Therapie unmöglich erscheint, insbesondere auch wenn abzusehen ist, daß eine eingeleitete medikamentöse Therapie dann doch jahrelang fortgesetzt würde. Mit den ersten zaghaften Versuchen und kleinen Fallzahlen scheint sich für mich allerdings die weitere Überprüfung dieser Methode mit wissenschaftlicherem Ansatz zu empfehlen – nichts wäre befriedigender, als bei chronisch wiederkehrenden Schmerzen auf Dauer den teuren und nebenwirkungsträchtigen Medikamentenkonsum drastisch reduzieren zu können.«
H.F. Betz, Frauenarzt in Norderstedt.

Moxa-Therapie bei Sportverletzungen

Im Leistungssport wie Fußball, Leichtathletik, Tennis, Ski, Eishockey, Geräteturnen, Volleyball, um nur einige Bereiche zu nennen, kommt die Moxa-Therapie in modifizierter Form zum Einsatz. Hier steht nicht so sehr der schmerzbefreiende Effekt des Moxa-Rauches, sondern die tiefe muskuläre Entspannung, die gute Durchblutung und Auflockerung der Muskulatur entlang der gesamten Wirbelsäule und des Schultergürtels im Vordergrund. Eine wichtige Grundvoraussetzung für jeden Leistungssportler, um seine Beweglichkeit und seinen Bewegungsablauf zu verbessern.

Sportler haben ganz spezielle Schmerz-Probleme

Ein weiteres Anwendungsgebiet wurde die lokale Moxa-Anwendung in der Sporttraumatologie (Hämatom, Zerrung der Sehnen und Muskeln, chronische Überbelastung bestimmter Muskelgruppen, wie zum Beispiel bei Fußballspielern der Adduktoren- und der untere Bauchmuskelbereich). Durch eine stark verbesserte Blutzirkulation im Bereich der Kapillaren (Haargefäße) findet eine Stabilisierung und Mobilisierung der Abwehrkräfte des Organismus mit einer Verbesserung der zellulären Grundfunktionen Zellstoffwechsel, Zellatmung und Zellregeneration statt.

Die Hamburger Moxa-Therapie zur schnellen Rehabilitation (Auskurieren von Sportverletzungen, Zustand nach Operationen) und nicht zuletzt zur Vorbeugung von Sportverletzungen weist für die Sportmedizin neue Wege mit erstaunlich positiven Ergebnissen.

Verwandte Therapien: Moxibustion und Akupunktur

Akupunktur und Moxibustion sind wesentliche Bestandteile der traditionellen chinesischen Medizin, sie werden in der Behandlung meist kombiniert. Die Akupunktur wird dabei nur von ausgebildeten Fachleuten eingesetzt, und hierzu zählen auch die Bauernärzte oder Barfußärzte Chinas. Die Moxibustion dagegen hat auch als Laien-Selbstbehandlungsmethode ihre Bedeutung. Moxibustion ist in der westlichen Welt ein Verfahren, das nur wenigen Eingeweihten bekannt und noch seltener praktiziert wird.

Im Gegensatz hierzu erfreut sich die Akupunktur seit zwei Jahrzehnten zunehmender Beliebtheit bei Ärzten und Heilpraktikern. Auch die Massenmedien haben zum Teil in spektakulärer Weise das Ihre zur Verbreitung dieser chinesischen Therapie beigetragen.

Für eine sinnvolle Akupunktur ist – im Gegensatz zur Moxibustion – jahrelange Erfahrung nötig

Ein an der Akupunktur interessierter Arzt und Heilpraktiker benötigt langjährige und umfangreiche Übung und ein großes Einfühlungsvermögen, um sich Routine und therapeutische Sicherheit aufzubauen. Auch ist es für viele ausgesprochen schwierig, aus den medizinischen Vorstellungen der westlichen Welt, auch nur für die Zeit der Akupunkturbehandlung, auszusteigen und in den völlig anderen Vorstellungen der traditionellen chinesischen Medizin zu denken und zu arbeiten. Wer dies nicht kann oder dazu nicht bereit ist, der kann nie ein guter Akupunkteur werden.

Nach meinen Erfahrungen haben hier die Heilpraktiker weniger Schwierigkeiten als meine ärztlichen Kollegen. Wahrscheinlich sind wir Ärzte stärker durch die Vorstellungen der Medizin der westlichen Welt geprägt als die Heilpraktiker, so daß den meisten von uns ein Abweichen aus Vorstellungsnormen nicht mehr gelingt. Auch unterliegt der Heilpraktiker einem ganz anderen Erfolgszwang: Da der Patient für die Therapie aus eigener Tasche bezahlt, muß die Akupunkturtherapie möglichst bald auch erfolgreich sein. Wenn nicht, wird der Patient nicht mehr wiederkommen. Der Heilpraktiker erhält so schnell die Quittung für seine Arbeit – ein dynamischer Ansporn! Wer überleben will, muß gute Arbeit leisten. Das ist bei den Ärzten anders, hier geben die Einnahmen aus den gesetzlichen Krankenkassen den in der Praxis niedergelassenen Ärzten andere Sicherheiten. Eine nicht erfolgreiche Nadeltherapie scheint vom Arzt als auch vom Patienten nicht so tragisch genommen zu werden und endet nur selten mit dem zukünftigen Wegbleiben des Patienten.

Heilpraktiker stehen unter größerem Erfolgszwang als Ärzte

Einige Akupunkturgesellschaften der Ärzte- und Heilpraktikerschaft bemühen sich ernsthaft, Ärzte und Heilpraktiker fundiert in der Akupunktur auszubilden. In der Praxis sieht das allerdings allzu häufig so aus, daß nach ein bis zwei Wochenenden Akupunkturkursus die lustige Nadelstecherei begonnen wird und sogar, für mich völlig unverständlich, von bestimmten Gesellschaften noch empfohlen wird. Natürlich bleibt häufig das positive Ergebnis aus, Patient und Akupunkteur sind frustriert. Es gibt wenige gute und noch weniger sehr gute Akupunkteure, aber es gibt leider ein Heer von mäßigen oder Gelegenheits-Akupunkteuren, die halt diese Therapie mal versucht haben. Entweder schimpfen sie bei ausbleibendem Erfolg, oder die Akupunktur wird verniedlicht und verharmlost. Auch wer dann die Akupunktur weiter betreibt,

Es gibt weniger gute und noch weniger sehr gute Akupunkteure

kommt kaum über das Stadium der »Kochbuchakupunktur« hinaus: genau wie das Gericht im Kochbuch durch ein Rezept festgelegt ist, gibt es im Lehrbuch für jedes Leiden eine Punktekombination, die immer starr bei der Akupunktur eingehalten wird. Der wirkliche Meister der Akupunktur ist in der Lage, Punkte, Punktekombinationen, Einwirkzeit der Nadeln und Stichtiefe so fein zu dosieren, daß jeder Patient entsprechend seiner individuellen Situation behandelt wird. Ein Patient, der Erfahrungen mit mehreren Akupunkteuren hat, kann recht bald während der Behandlung feststellen, ob ein Meister am Werke ist oder nicht!

Statt schneller, spektakulärer Ergebnisse ein langsamer aber anhaltender Erfolg

Vergleiche ich nun die übliche Akupunkturpraxis mit den Ergebnissen der Hamburger Moxa-Therapie, kann ich mit Recht behaupten, daß meine standardisierte Hamburger Moxa-Therapie der hierzulande üblichen Akupunkturbehandlung therapeutisch überlegen ist. Ein wirklicher Meister der Akupunktur kann schnelle und spektakuläre therapeutische Ergebnisse erzielen. Dies ist mit meiner standardisierten Selbstbehandlung seltener der Fall. Sie ist aber ein ausgesprochen sicheres, zuverlässiges Verfahren, um zu einem ordentlichen therapeutischen Erfolg zu kommen. Auch ist die Dosierung bewußt niedrig gehalten, um diese Selbstbehandlung völlig ohne Gefahr für den Patienten bleiben zu lassen. Möglicherweise kommt dadurch der gute therapeutische Effekt in manchen Fällen später, aber er kommt!

Für Ärzte ist die Hamburger Moxa-Therapie eine Alternative zur Akupunktur

Für alle Ärzte, die mit berechtigtem Unbehagen ihren vielen Kopf- und Rückenschmerzpatienten immer wieder und vielleicht schon über Jahre oder Jahrzehnte hinweg Schmerzmittel verschreiben mußten, ist die Hamburger Moxa-Therapie eine wirkliche Alternative, der sie eine Chance geben sollten. Vielleicht haben Sie sich schon früher einmal vergeblich um die Kunst der Akupunktur bemüht, um gerade Ihren chronischen Kopf- und Rückenschmerzpatienten helfen zu können.

Die Hamburger Moxa-Therapie bietet Ihnen und Ihren chronischen Kopf- und Rückenschmerzpatienten mehr als die übliche Akupunktur und macht in den allermeisten Fällen andere medikamentöse Therapien überflüssig. Die Hamburger Moxa-Therapie ist billig, einfach, therapeutisch sehr wirksam, nicht schädlich und kann von den Patienten selber durchgeführt werden. Wenn Sie einen Ihrer hartnäckigen Fälle nehmen und meine Therapie testen, wird Ihr Patient es Ihnen danken.

Bezahlt die Krankenkasse die Hamburger Moxa-Therapie?

Die Kosten sind erheblich niedriger als bei herkömmlicher Therapie

Zur Zeit (das heißt Mitte 1984) übernimmt die gesetzliche Krankenkasse die Kosten der Hamburger Moxa-Therapie leider nicht! Wenn Sie schon lange unter Schmerzen gelitten haben und es geht Ihnen unter der Hamburger Moxa-Therapie gut, dann sollten Sie dieses auch Ihrer Krankenkasse mitteilen. Die Krankenkasse muß wirtschaftlich kalkulieren und interessiert sich sehr dafür, wie sie Geld einsparen kann. Versäumen Sie in Ihrem Brief an die Krankenkasse bitte nicht mitzuteilen, welche Therapien und Maßnahmen Sie schon alle ergriffen haben und wie Sie mit diesen zufrieden waren. Erfahrungsgemäß weiß ich, daß meine Hamburger Moxa-Therapie erheblich kostengünstiger ist als die herkömmlichen Maßnahmen bei Kopf- und Rückenschmerzen.

Auch wenn Sie vielleicht noch nicht zu den Nutznießern einer Änderung in der Kostenübernahmefrage gehören sollten, tragen Sie doch mit Ihrem Brief dazu bei, daß die Krankenkassen vielleicht zu einem späteren Zeitpunkt bereit sind, die Kosten der Hamburger Moxa-Therapie ganz oder teilweise zu erstatten.

Ich werde in naher Zukunft die Geschäftsstellen der gesetzlichen Krankenkassen einladen, unter den eigenen Mitarbeitern, die ja ebenso als überwiegende Büroarbeiter unter Kopf- und Rückenschmerzen leiden wie jeder andere auch, eine vergleichende Studie mit der Hamburger Moxa-Therapie unter der Aufsicht der hauseigenen Fachleute durchzuführen.

Und so führen Sie selbst die Hamburger Moxa-Therapie durch

Das sollten Sie wissen, bevor Sie zum ersten Mal moxen

Besonders wichtig!

1. **Die Hamburger Moxa-Therapie wirkt ganzheitsmedizinisch und funktionell auf die gesamte Wirbelsäule einschließlich Halswirbelsäule und Kopf.**
2. **Für alle jetzt folgenden Anwendungsgebiete gibt es nur ein einziges Therapieschema. Die Körperstellen, an denen gemoxt wird, die Zeit des Moxens und die Reihenfolge der Moxa-Punkte sind genau festgelegt. Den weitaus besten und längsten Erfolg haben Sie, wenn Sie sich möglichst genau an dieses bewährte Therapieschema der Hamburger Moxa-Therapie halten.**
3. **Meist tritt während des Moxens oder nach dem Moxen eine sofortige Linderung der Beschwerden ein. Entscheidend aber ist die verzögerte Wirkung, die manchmal erst nach Tagen einsetzt, dann aber nachhaltig wirkt.**
4. **Je nach Beschwerden zeigt sich meist in der ersten oder zweiten Behandlungswoche eine deutliche Besserung. Bei manchem hartnäckigen Fall kann die Besserungstendenz auch erst nach drei bis vier Wochen einsetzen. Wenn es Ihnen dann immer noch nicht wesentlich besser gehen sollte, dann wird Ihnen auch die Hamburger Moxa-Therapie leider nicht helfen können.**

Diese Wirkungen hat die Hamburger Moxa-Therapie erfahrungsgemäß im Bereich des Kopfes und der Halswirbelsäule:

- Herabsetzung der Schmerzintensität bis zur Schmerzfreiheit
- Verlängerung der schmerzfreien Zeiten
- Entspannung der Halswirbelsäulenmuskulatur und damit natürliche Korrektur von Fehlbelastungen
- Lockerung und Entkrampfung des Schultergürtels

- Verminderung bis völlige Einstellung des Tablettenverbrauchs
- Stabilisierung von vegetativen Entgleisungen
- Korrektur eines zu niedrigen Blutdrucks zum Normwert.

Und so wirkt die Hamburger Moxa-Therapie im Bereich des gesamten Rückens einschließlich des Schultergürtels und der Halswirbelsäule:
- Schmerzlinderung bzw. Schmerzfreiheit entlang der gesamten Wirbelsäule einschließlich Kopf
- Tiefe muskuläre Entspannung und Auflockerung der Muskulatur entlang der gesamten Wirbelsäule und damit natürliche Korrektur von Fehlbelastungen
- Entspannung und Auflockerung des Schultergürtels
- Gute Durchblutung der Wirbelsäulenmuskulatur und Wärmeausstrahlung bis in den Hinterkopf
- Verbesserung der Beweglichkeit der Wirbelsäule
- Entreizung und natürlicher Abbau der Entzündung bei entzündlichen, schmerzhaften Prozessen an der Wirbelsäule wie zum Beispiel Wurzelreizung bei Ischiasschmerzen
- Stabilisierung von vegetativen Entgleisungen wie Schlaflosigkeit oder nervöse Gereiztheit
- Verminderung oder völliges Einstellen des Tablettenverbrauchs und damit weniger künstliche Beeinträchtigung Ihres Wohlbefindens.

Praktische Hinweise

Der Raum muß gut geheizt sein

Der Geruch des Moxa-Krautes ist nicht jedermanns Sache. Auch sollten Sie wissen, daß dem Raum, in dem häufig gemoxt wird, ein leichter Moxa-Geruch anhaften kann. Wir empfehlen Ihnen zur Moxa-Therapie, einen gut vorgewärmten Raum zu wählen – denn Sie sitzen ja etwa 20 Minuten fast unbekleidet –, der nach der Hamburger Moxa- Therapie gut gelüftet werden kann. Besonders gut hat sich das Badezimmer für die Moxa-Therapie bewährt.

Vorsicht mit der Glut!

Zu welcher Tageszeit Sie moxen, das bestimmen Sie selbst, ganz wie es Ihre Zeit erlaubt. Manche empfinden eine wohlige Müdigkeit nach der Moxa- Behandlung, dann sind sicherlich die Abendstunden am geeignetesten. Bei anderen wirkt die Moxa-Therapie ausgesprochen belebend, sie sollten besser in den Tagesstunden moxen.

Mit der Moxa-Glut sollten Sie immer vorsichtig hantieren, da diese, kommt sie mit Kleidungsstücken, Tischdecke oder Teppich in Berührung, dort leicht ein Loch hinterlassen kann.

Lassen Sie sich bei der Moxa-Behandlung helfen.

Wenn Sie mit der Hamburger Moxa- Therapie beginnen, ist es empfehlenswert, daß Ihr Partner Ihnen bei der Moxa-Therapie, und hier speziell beim Moxen an der Wirbelsäule, behilflich ist. Bei späterer Routine ist es auch möglich, daß Sie die Moxa-Behandlung allein durchführen.

Gegenanzeigen und Vorsichtsmaßnahmen

Diese Hinweise müssen Sie vor der Therapie lesen!

- **Vor Beginn der Hamburger Moxa-Therapie: Hat ihr Arzt Sie wegen Ihrer Beschwerden bereits gründlich untersucht? Wenn nicht, sollte das jetzt geschehen.**
- **Bitte strikt an das vorgegebene Therapieschema und die Moxzeiten halten, und auch nur in der vorgegebenen Reihenfolge und an den vorgegebenen Stellen am Körper, Unterschenkeln und Unterarmen moxen.**
- **Die Moxa-Therapie ist nicht öfter als einmal täglich durchzuführen.**
- **Die Hitzetoleranz beim Moxen nicht zu lange überziehen, da sonst kleine Hautverbrennungen entstehen können. Bei älteren Menschen und Stoffwechselgestörten, wie zum Beispiel Zuckerkranken, ist die Hitzeverträglichkeit der Haut verringert.**

* **Wenn Sie an extremem Bluthochdruck leiden, sollten Sie auf die Moxa-Therapie verzichten oder diese nur unter regelmäßiger ärztlicher Blutdruckkontrolle durchführen.**
* **Bei zarter Konstitution, wie sie häufig bei Frauen vorliegt, die heiße Luft auf dem Rücken nur in der unteren Anwendungszeit von zwei Minuten pro Stelle einwirken lassen.**
* **Bei Kindern und Jugendlichen genügt häufig schon weniger als die Hälfte der Anwendungszeiten.**
* **Bei gleichzeitiger Anwendung anderer Therapien neben der Hamburger Moxa-Therapie sind keine Unverträglichkeiten bekannt.**
* **Sollten Schmerz- oder Krankheitssymptome auftreten, die Sie nicht kennen, ziehen Sie bitte Ihren Arzt zur Rate.**

Gelegentlich wirkt das Moxa-Kraut besonders »aufregend«

Die Hamburger Moxa-Therapie hat bei den meisten Menschen eine wohlige, anregende Wirkung. Bei ganz wenigen wirkt sie unter der vorgegebenen Dosierung so anregend, daß dies schon fast als unangenehm empfunden wird. In Extremfällen können diese Leute sogar unter Schlaflosigkeit leiden und eine innere Unruhe verspüren, die allerdings schnell wieder abklingt. Dieses ist in gewisser Weise damit vergleichbar, wenn Sie zuviel Kaffee getrunken haben. Sie können das aber leicht vermeiden, wenn Sie mit den Zeiten der Hitzeeinwirkung im unteren zeitlichen Bereich bleiben und speziell zwischen den Erstbehandlungen immer ein bis zwei behandlungsfreie Tage einlegen. Nachdem Sie die für Sie richtige Dosierung gefunden haben, werden Sie auch die Moxa-Therapie als angenehm und entspannend emfinden. Auch machen Sie sich über ein erfolgreiches Therapieergebnis keine Sorgen mehr. Weniger Moxa-Therapien, dafür aber regelmäßig und über längere Zeit verteilt, lassen den therapeutischen Erfolg lediglich etwas später eintreten.

Das Hamburger Moxa-Therapie-Set besteht aus:

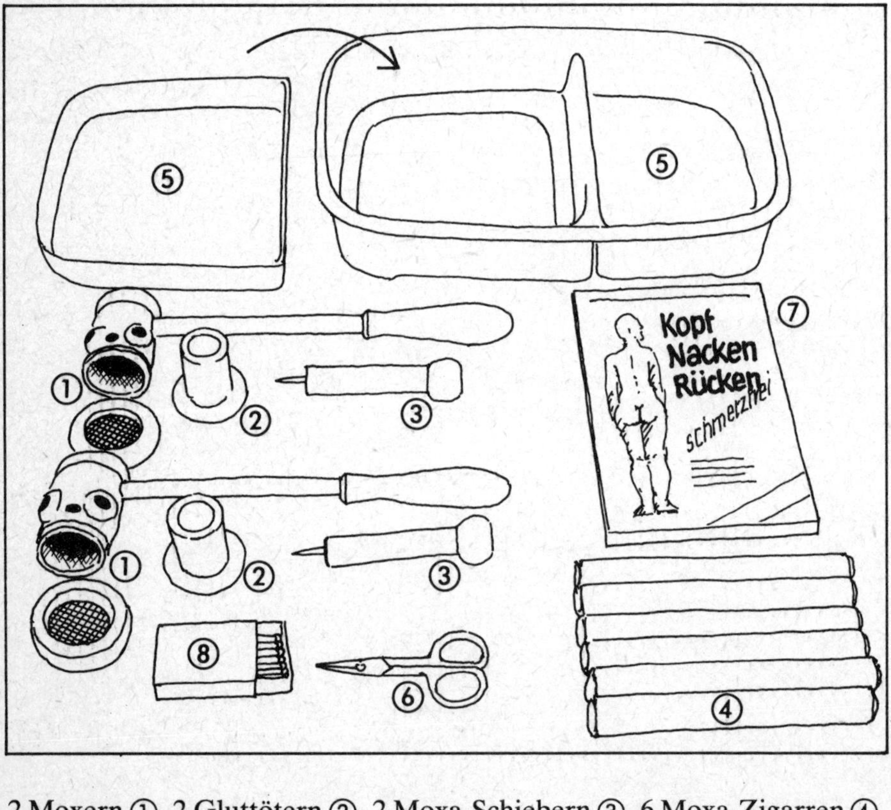

2 Moxern ①, 2 Gluttötern ②, 2 Moxa-Schiebern ③, 6 Moxa-Zigarren ④, einer großen Mox-Schale und einer kleinen Mox-Schale aus hitzebeständigem Plastik ⑤, einer Schere ⑥, dem ärztlichen Ratgeber: Hamburger Moxa-Therapie ⑦ und Streichhölzern ⑧.

So bereiten Sie das Moxen vor

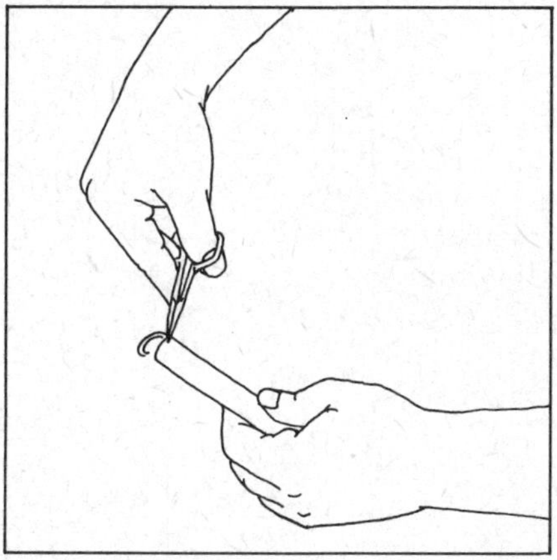

Das Papier der Moxa-Zigarre wird an einem Ende mit einer Schere ringförmig angeschnitten, bis das Moxa-Kraut zu sehen ist. Mit diesem Ende wird die Moxa-Zigarre so in den Moxer geschoben, daß sich dieses Ende in der Brennkammer befindet.

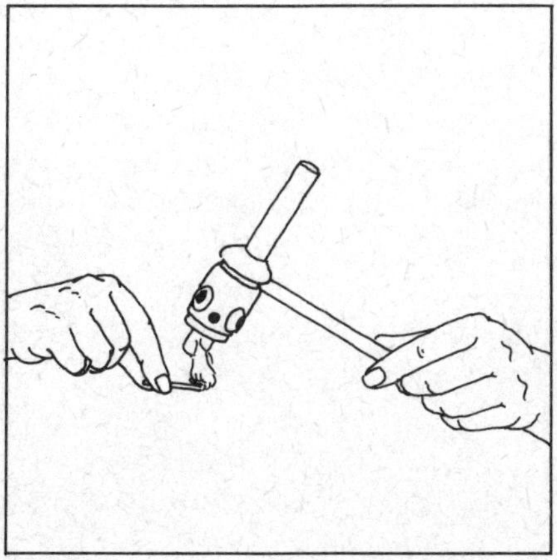

Sie zünden nun das Moxa-Kraut an und blasen vorsichtig in die Glut, bis sie voll entfacht ist. Die Papierhülle der Moxa-Zigarre wird nicht abgetrennt, sondern verbrennt mit der schwelenden Glut des Moxa-Krautes.

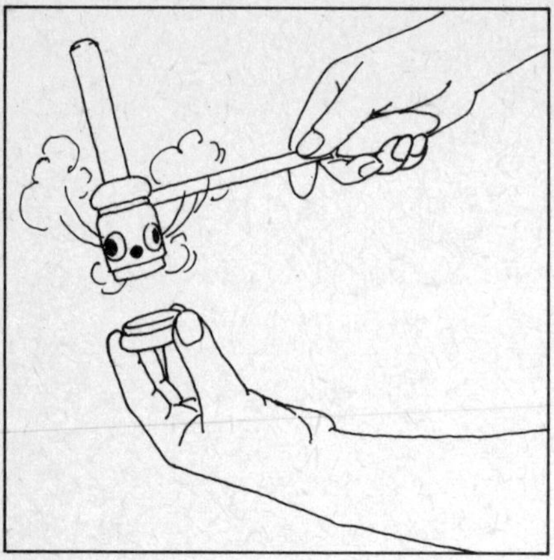

Nun ziehen Sie die Moxa-Zigarre wieder soweit in den Moxer zurück, daß die Moxer-Kappe aufgesetzt werden kann, ohne die Glut zu berühren. Oder Sie ziehen die Moxa-Zigarre weit in den Moxer hinein und schieben sie nach Aufsetzen der Moxer-Kappe bis etwa einen Zentimeter vor den Gitterschutz. Je nach eigener Hitzeempfindlichkeit und Erfahrungen regulieren Sie diesen Abstand später nach Bedarf.

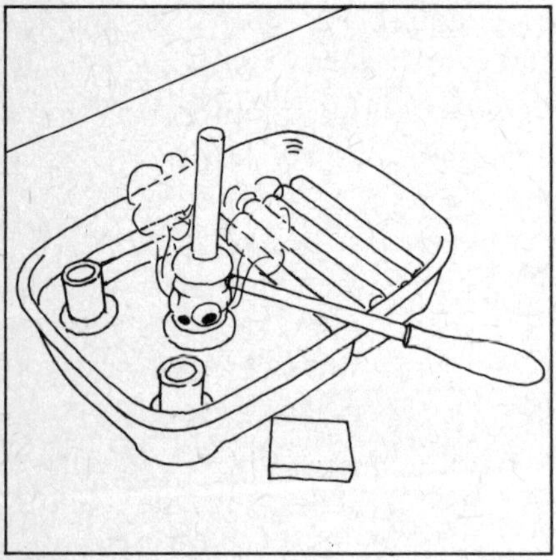

Jetzt ist der erste Moxer einsatzbereit. Sie legen ihn vorsichtig zur Seite, am besten auf die hitzebeständige herausnehmbare Schale des Sets. Nun machen Sie auf dieselbe Weise den zweiten Moxer funktionsbereit.

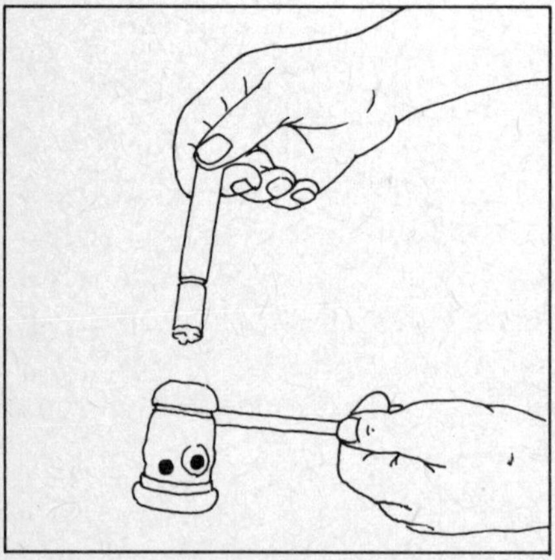

Wenn Sie mehrmals gemoxt haben, bleibt ein Moxa-Zigarrenstummel übrig, den Sie mit Hilfe des Moxa-Schiebers aber immer noch verwenden können. Sie stecken den Stummel auf den Schieber und führen ihn mit dessen Hilfe in den Moxer ein.

Tupfen – eine bewährte Technik des Moxens

Der Moxer wird mit seiner Kappe auf die Haut gehalten. Durch den Gitterschutz der Kappe hindurch erwärmt die Heißluft der Moxa-Glut die Haut. Über der Kappe entsteht ein Hitzestau, der schon bald von der Haut nicht mehr vertragen wird. Ist Ihre individuelle Schmerzgrenze erreicht, wird der Moxer um einen bis zwei Zentimeter angehoben und gleich wieder auf dieselbe Stelle der Haut gesenkt. Dabei kann die heiße Luft jeweils nach außen entweichen; die Haut nimmt die Hitze wieder an. Erneutes Absenken des Moxers auf die Haut läßt wieder einen Hitzestau entstehen, der bei leichtem Anheben wieder abgebaut wird. Dieses leichte An- und Absenken des Moxers bezeichnen wir als Tupfen. Wenn die Hitzeverträglichkeit immer nur kurz überschritten wird und Sie sich weitgehend oberhalb der Schmerzgrenze halten, erreichen Sie eine optimale Ausnutzung der Heißluftwirkung in der vorgegebenen Zeit.

Läßt die Intensität der Wärmewirkung nach – in der Regel nach vier bis sechs Minuten –, dann muß die Asche des Moxa-Krautes vorsichtig mit einer Schere abgestrichen werden, bis bei kurzem Anblasen wieder Glut sichtbar wird. Durch Nachschieben der Moxa-Zigarre muß nun der Abstand zwischen Moxa-Glut und Gitterschutz neu reguliert werden.

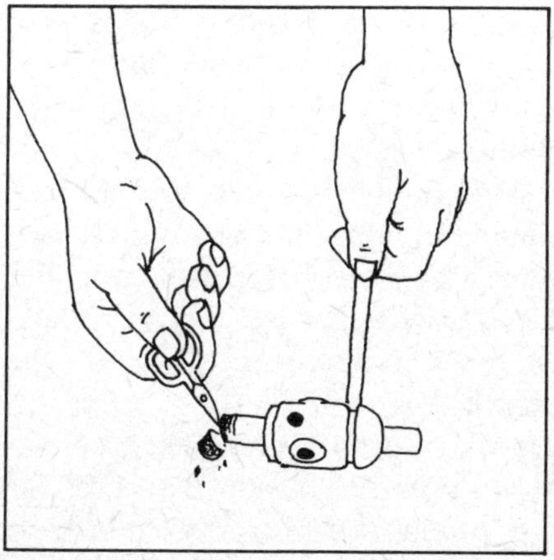

Und so wird die Hamburger Moxa-Therapie durchgeführt

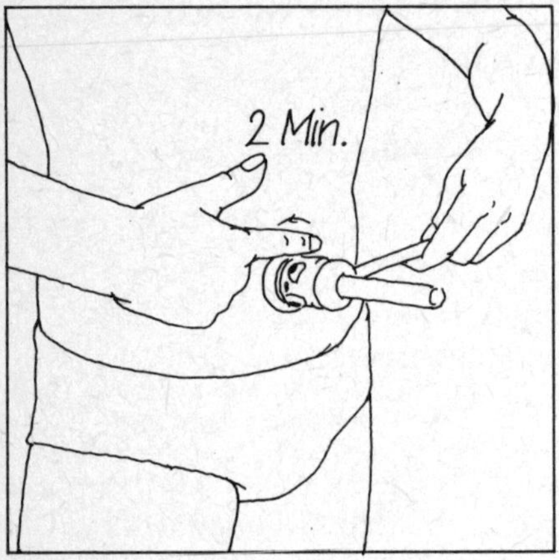

Moxen auf dem Bauch ist im Liegen, Stehen oder Sitzen möglich. Dazu halten Sie den Moxer eine Fingerbreite unterhalb des Bauchnabels an den Körper, das heißt: zwischen den oberen Rand der Moxer-Kappe und den Bauchnabel paßt gerade noch ein aufgelegter Finger. Diese Stelle zwei Minuten lang leicht tupfend moxen.

Moxen auf dem Rücken erfordert einen Partner oder einen großen Spiegel – wie im Kapitel »Tips für Alleinstehende« beschrieben. Wenn Sie sich von Ihrem Partner behandeln lassen, dann setzen Sie sich am besten rittlings auf einen Stuhl oder auf einen Schemel ohne Lehnen. Sie können dann, im Gegensatz zu liegender Stellung, nach vorne ausweichen, wenn der »Therapeut« Ihnen mit der Glut zu nahe kommt.

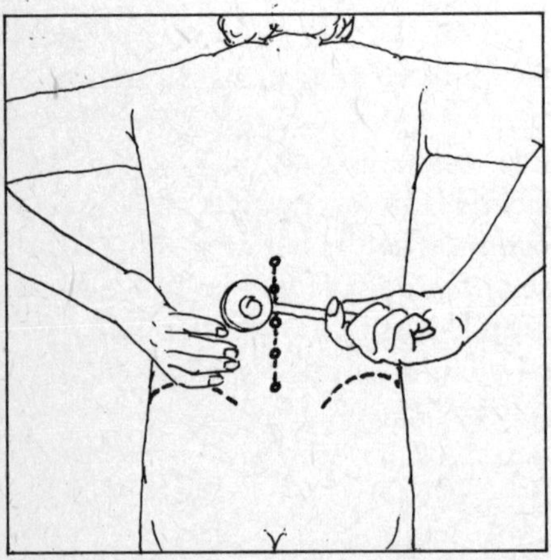

Die beiden Moxer werden mit einer Fingerbreite Abstand voneinander links und rechts neben der Lendenwirbelsäule plaziert, und zwar vier Finger breit über den Hüftknochen, die Sie mit etwas Druck oberhalb des Gesäßes ertasten können. Üben Sie dies zunächst einmal ohne Glut im Moxer!

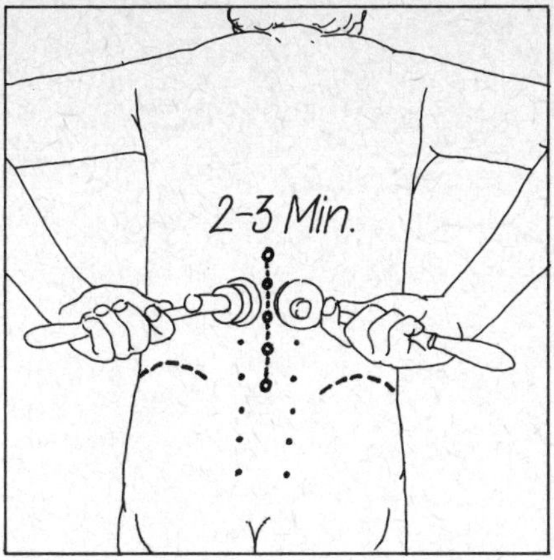

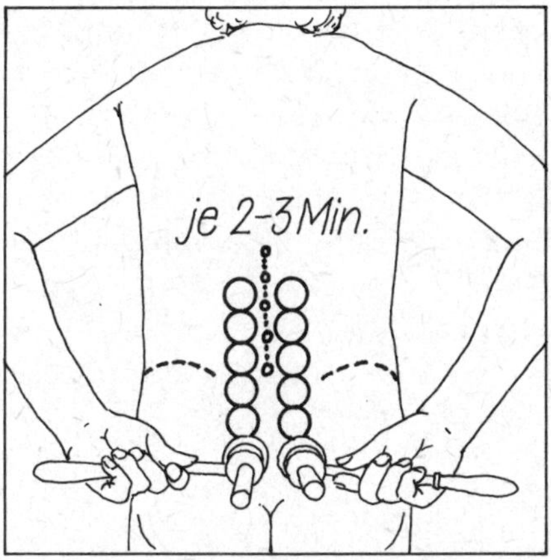

Die beiden Moxer werden dort in gleichmäßiger Tupfbewegung gehalten und wandern nach zwei bis drei Minuten um eine Kappenbreite nach unten, zum Steißbein hin. Diese Schritte, jeweils um eine Moxer-Kappenbreite tiefer, zwei bis drei Minuten zu moxen, wiederholen sich, bis das Steißbein erreicht ist. Bei großen Menschen sind hierzu sechs, bei kleineren nur vier oder fünf Schritte nötig.

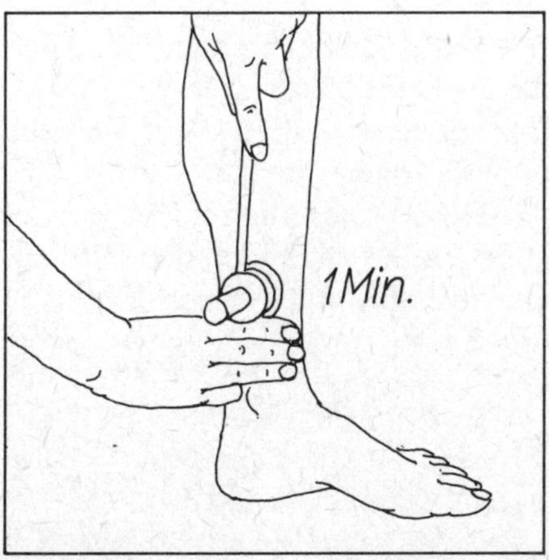

An den Unterschenkeln setzen Sie den Moxer drei Finger breit über dem Innenfußknöchel genau auf der Innenseite des Unterschenkels an. Abwechselnd oder gleichzeitig moxen Sie auf diese Weise exakt eine Minute auf dem rechten und auf dem linken Unterschenkel.

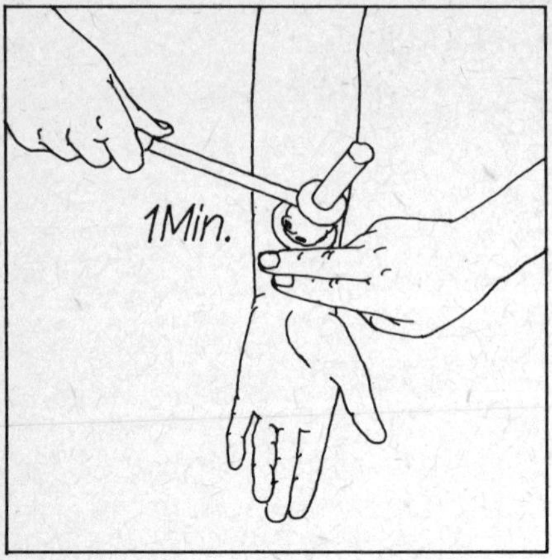

An den Unterarmen wird der Moxer zwei Finger breit vom Handgelenk ab auf den inneren Unterarmen angesetzt. Auch an dieser Stelle wird genau eine Minute lang gemoxt. Sie können sich gleichzeitig beide Unterarme moxen lassen, sich aber auch ohne fremde Hilfe beide Arme nacheinander vornehmen.

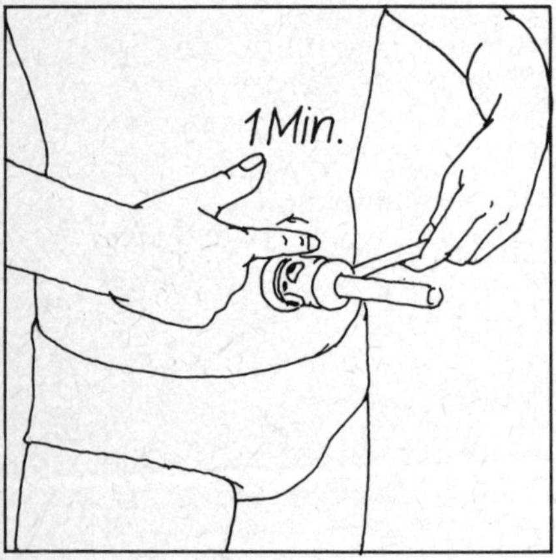

Auf dem Bauch beginnt und endet die Behandlung. Sie setzen den Moxer wieder so an, wie im ersten Teil dieses Kapitels beschrieben: eine Fingerbreite unterhalb des Bauchnabels für eine Minute.

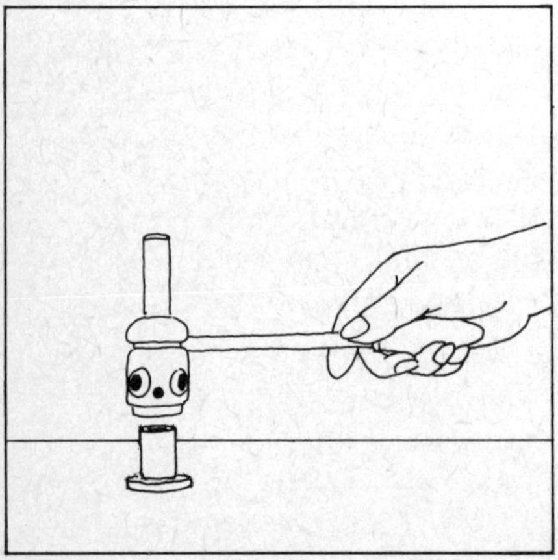

Nach Ende der Behandlung kann die Glut der Moxa-Zigarre im Gluttöter erstickt werden. Drei Minuten reichen dazu in der Regel. Die Asche streichen Sie mit der Schere ab, oder Sie schneiden den Rest ab, bis unverbranntes Moxa-Kraut zu sehen ist.

Wie verhalte ich mich nach der Hamburger Moxa-Therapie

Leiden Sie unter sehr starken Rückenschmerzen, kann Bettruhe nach der Moxa-Therapie sehr wirksam sein. Der Muskelkrampf hat den biologischen Sinn, die verletzte Stelle vor Bewegungen zu schützen. Beim Schlafen oder beim Ruhen ist die Bewegung beträchtlich eingeschränkt, und Ihre Muskeln können sich am besten entspannen. Wegen des rasanten Konditionsverlustes sollte die Dauer der Bettlägerigkeit auf das absolut notwendige Mindestmaß beschränkt werden. Auch in schweren Fällen von Rückenschmerzen sind meist nicht mehr als ein oder höchstens drei Tage Bettruhe erforderlich. Ich verspreche mir mehr von der sogenannten funktionellen Behandlung: Wenn es irgendwie geht, bewegen und, soweit es Ihnen möglich ist, vorsichtig belasten. In den allermeisten Fällen werden Sie feststellen, daß sich unter der Bewegung die Verkrampfungen gut lösen, die Funktion besser wird und die Schmerzen auch verschwinden.

Auch beim Muskelkrampf ist keine längere Bettruhe nötig

Tips für Alleinstehende, die sich moxen möchten

Naturgemäß ist es für Alleinstehende etwas schwieriger, die Hamburger Moxa-Therapie einzusetzen. Einfach weil wir nicht immer so gelenkig sind, um ohne Probleme mit den Moxern die richtigen Stellen auf dem Rücken zu finden. Am besten, Sie üben (mit kalten Moxern!) vor dem Spiegel, bis Sie die Mox-Stellen gut treffen. Versuchen Sie einmal, sich so zu moxen, wie es in den Abbildungen dargestellt ist. Mit etwas Training lassen sich auch die Punkte auf dem Rücken korrekt moxen.

Wie Sie den Erfolg der Moxa-Therapie erkennen

Bei meinem systematischen Fragen über die Schmerztherapieverläufe gab es häufig Unklarheiten darüber, wie Veränderungen der Schmerzen eingeordnet werden sollen. Vielleicht kann ich Ihnen mit der Darstellung von typischen Verläufen eine Orientierungshilfe geben.

Rückenschmerzen häufig bis in die Hacke hinein

Rückenschmerzen treten häufig gemeinsam mit Ausstrahlungen ins Gesäß, Oberschenkel oder Unterschenkel bis in die Hacke hinein auf. Wie schon im Kapitel über die Rückenschmerzen dargestellt, kommt dies daher, daß eine Wurzel der spinalen Rückenmarksnerven durch eine gestörte muskuläre Verspannung der Wirbelsäule oder muskuläre Fehlhaltung an den Stellen, wo sie aus dem Wirbelkanal austritt, mechanisch gereizt wird (Wurzelreizung) und sich deshalb dort eine Entzündung bildet. Am häufigsten ist dies im Bereich des Ischiasnervs, daher der Begriff Ischialgie. Typisch für die Ischialgie: die Schmerzen strahlen bis in die Oberschenkel oder die Unterschenkel aus. Bei einer sogenannten Lumbalgie (von Lumbalregion Gesäß/Hüfte) strahlen die Schmerzen nur ins Gesäß aus. Ein typischer postitiver Verlauf nach Einsatz der Hamburger Moxa-Therapie wäre, daß die Schmerzen in Gesäß, Oberschenkel und Unterschenkel erheblich weniger oder überhaupt nicht mehr ausstrahlen, das heißt, der Schmerz zieht sich sozusagen auf einen bestimmten Bereich der Wirbelsäule zurück. Dieses muß man natürlich zeitlich über mehrere Tage, in schweren Fällen auch über zwei bis vier Wochen, beobachten, dann erst kann man von einer *positiven Tendenz* sprechen. Auch wird häufig die Funktion der Lendenwirbelsäule verbessert, was für viele so selbstverständlich ist, daß es ihnen gar nicht mehr auffällt, wenn Sie zum Beispiel Ihre Strümpfe oder Schuhe wieder anziehen können, ohne große trickreiche Verrenkungen anzustellen, oder wenn Sie wieder spazierengehen können oder starke

Die Funktionsverbesserungen werden oft für selbstverständlich gehalten

Fehl- oder Schonhaltungen sozusagen auf selbstverständliche Weise korrigieren oder aufgeben. Auch gibt es jetzt Stunden oder Tage, an denen Sie überhaupt nicht an Ihre Schmerzen denken, sie einfach vergessen. Dann ist häufig die Heilung schon in vollem Gange.

Auch stelle ich häufig die Frage nach dem Schlaf und nach der Schlafposition. Bei vielen Schmerzpatienten sind Schlafrhythmus und Schlafmotorik gestört. Sie sind aufgrund ihrer Schmerzen nur in der Lage, auf einer Seite oder auf dem Rücken zu schlafen und können nicht die zur Entlastung des Band- und Muskelapparates notwendigen natürlichen Drehungen und Wendungen des Körpers mitmachen. Sie werden nachts immer wieder, unter anderem wegen dieser erzwungenen Schlafhaltung, durch Schmerzen geweckt. Hinzu kommt noch das Gefühl des Unausgeschlafenseins und körperlichen Zerschlagenheit am nächsten Morgen. Häufig wird nach wenigen Moxa-Behandlungen die Schlafqualität besser, und auf die Frage, ob immer noch eine einseitige Schlafposition durch den Schmerzzustand erzwungen wird, kommt die überraschte Antwort: »Nein, ich kann mich jetzt im Schlaf drehen und wenden und fühle mich morgens frischer.« Wenn dies der Fall ist, dann können Sie auch sicher sein, daß die Hamburger Moxa-Therapie in ihrer Tendenz positiv anschlägt.

Verkrampfte Schlafhaltung führt immer zu schlechtem Schlaf

Wenn Sie unter Kopfschmerzen oder Migräne leiden, sollten Sie, bevor Sie mit der Hamburger Moxa-Therapie anfangen, für sich selbst eine Bilanz Ihrer derzeitigen Schmerzen ziehen. Bei der Migräne heißt das, die typischen Migräneintervalle zu notieren, die zwischen den Migräneanfällen liegen, oder wie lange die Migräneanfälle durchschnittlich dauern (Stunden oder Tage). Welche typischen Vorboten wie Schwindel, Kreislaufdysregulationen, Lichtempfindlichkeit oder Übelkeit den Migräneanfall ankündigen und begleiten. Ob Sie zwischen den Migräneanfällen noch ordinäre Kopfschmerzen haben, ob Sie neben Ihren Kopfschmerzen noch andere Schmerzprobleme am Körper haben, etwa im Schultergürtel oder schmerz-

Genaue Beobachtung des Migräne-Anfalls hilft bei der Bekämpfung des nächsten

haftе Verkrampfung im Nackenbereich oder im Bereich der Lendenwirbelsäule. Denn gut zwei Drittel der unter chronischen Schmerzen leidenden Patienten haben mehrere Schmerzprobleme.

Sie sollten auch eine gewisse Wertigkeit zwischen den Sie am meisten belastenden und weniger belastenden Schmerzproblemen ermitteln. Dazu ein Beispiel: Eine 28jährige Frau leidet an einer Migräne, die 14tägig in einem zwölfstündlichen Anfall auftritt, mit den üblichen Vorzeichen. Zwischendurch hat sie allerdings auch immer einen leichten Kopfschmerz und schmerzhafte Schulter-Nacken-Verspannungen, die vorwiegend in der rechten Schulter und in den rechten Oberarm hineinziehen. In der Wertigkeit gibt sie an, daß sie alles ertragen könne, nur nicht die furchtbaren Migräneanfälle. An zweiter Stelle möchte sie zunächst einmal ihre Kopfschmerzen loswerden, und am erträglichsten empfindet sie die schmerzhaften Schulter-Nacken-Verkrampfungen. Typisch für den Verlauf der Hamburger Moxa-Therapie ist es, daß eines der Schmerzprobleme zuerst verschwindet. In diesem Fall war es zunächst der ständig leichte Kopfschmerz, dann wurde im Laufe der Therapie der Nacken schmerzfrei, und die Ausstrahlungen in Schulter und Oberarm reduzierten sich und verschwanden allmählich. Die Migräne war am hartnäckigsten. Häufig verschwinden die typischen Vorboten der Migräne oder stellen sich in abgeschwächter Form dar. Der Migräneanfall selbst wird kürzer, und die unerträglichen, schmerzintensiven Phasen werden abgeschwächter wahrgenommen. Auch ist häufig zu beobachten, daß die schmerzfreien Intervalle bis zu einigen Monaten länger werden oder bei längerer systematischer Behandlung über Jahre verschwinden können.

Jeder mißt seinen Schmerzen andere Werte bei

Die Migräne-Anfälle werden kürzer und seltener

Auch können Sie oder Ihr Partner bei sich an Ihrer Rücken-, Schultergürtel- oder Nackenmuskulatur durch die tastenden Finger Myogelosen, schmerzhafte Verkrampfungen in der Muskulatur feststellen. Gerade diese bilden sich im Laufe der Therapie gut zurück. Die Muskulatur fühlt sich insgesamt lockerer und weicher an. Bei etwas kritischer Beobachtung und

Aufstellung einer Rangfolge Ihrer Schmerzen haben Sie fast immer innerhalb der ersten Behandlungswoche positive Behandlungserfolge zu verzeichnen, die wir als *positive Tendenz* bezeichnen möchten. Und Sie haben eine gute Chance, bei konsequenter und stetiger Fortführung der Therapie, Ihre restlichen Schmerzen loszuwerden oder sie deutlich zu verringern.

Bei positiver Tendenz haben Sie gute Chancen, Ihre Schmerzen ganz loszuwerden

Ähnliches gilt für das Sitzen hinter dem Autosteuer. Nach einiger Zeit werden Sie feststellen, daß die Schmerzen deutlich kleiner oder gar ganz verschwunden sind. Der Kopf läßt sich leichter drehen, wenn Sie in den Seitenspiegel oder nach hinten sehen wollen. Insgesamt überstehen Sie die Belastungen des Alltags leichter. Besonders bei einem degenerativen Verschleiß gelingt es Ihnen mit der Zeit wieder leichter, morgens aus dem Bett zu kommen, die Morgensteifigkeit des Körpers wird früher überwunden.

Nur selten ist ein Rücken hoffnungslos

Die Wirbelsäule und ihre Muskulatur muß immer als funktionelles Ganzes beurteilt und therapiert werden. Häufig deutet das Röntgenbild auf erheblichen Verschleiß hin, obwohl tatsächlich wenig Beschwerden empfunden werden. Ebenso kann es umgekehrt sein: Das Röntgenbild ist normal, und trotzdem wird über große Beschwerden geklagt. Der Röntgenbefund stimmt also nicht immer mit den individuellen Beschwerden überein.

Der Röntgenbefund ist auch nicht immer »wahr«

Hat jemand nun an seiner Wirbelsäule einen ausgeprägten Verschleiß, abgenützte Gelenke, Osteoporose, Bandscheibenschädigungen, Wurzelreizungen, seit Jahren fixierte Fehlstellungen und schmerzhafte muskuläre Verspannungen, so kann er mit Hilfe der Hamburger Moxa-Therapie seine Beschwerden lindern oder ganz schmerzfrei werden und die Muskulatur entlang der Wirbelsäule auflockern. Dann müssen anschließend die Funktion und Belastbarkeit der Wirbelsäule und Rückenmuskulatur systematisch wieder aufgebaut werden. Denn eine wichtige, allgemein gültige Regel heißt: Jede Wirbelsäule und Rückenmuskulatur lebt von der Bewegung! Auch eine geschädigte Wirbelsäule muß bewegt werden, wenn der akute schmerzhafte Zustand überwunden ist. Ist die Wirbelsäule auch noch so schief, durch die Hamburger Moxa-Therapie und ein gut dosiertes gymnastisches Programm finden die meisten Wirbelsäulen ihre funktionell sinnvolle Statik wieder, so daß Sie beschwerdearm oder beschwerdefrei sind. Die vielen Fälle von sogenannten hoffnungslosen Wirbelsäulen (mit diesem Urteil sind viele Patienten von ihren behandelnden Ärzten versehen) können auf wenige Fälle reduziert werden! Denn eine entspannte und kräftige Rückenmuskulatur ist fast immer in der Lage, Schädigungen der Wirbelsäule auszugleichen.

Nur wenige »hoffnungslose Wirbelsäulen« sind wirklich hoffnungslos

Einige Ratschläge für Ihre Gymnastik

Streß und unterentwickelte Muskulatur sind die wesentlichen Ursachen für Schmerzen entlang der Wirbelsäule und für Kopfschmerzen. Wenn Schmerzfreiheit durch die Hamburger Moxa-Therapie erreicht ist, wird eine gezielte, auf die Beschwerden abgestimmte Gymnastik die Muskulatur trainieren und Funktion und Beweglichkeit der Wirbelsäule wieder herstellen oder erhalten. Dies ist und bleibt auf lange Sicht die wichtigste Therapie und Vorbeugung der meisten Rückenschmerzen. Die Wirbelsäule »lebt« von der Bewegung, und die wird auf Dauer nur durch eigene Aktivitäten wie Gymnastik oder Sport erreicht.

Bei langjähriger Verkrampfung ist die feingewebliche Struktur der Muskeln schon stark verändert. Gerade in solchen Fällen sollten Sie, wenn die Hamburger Moxa-Therapie Ihnen die Schmerzen genommen hat, Ihr gymnastisches Training sehr langsam aufbauen, damit die Muskulatur sich an die Belastungen angleichen kann. Ein Vorgang, der mit der Moxa-Therapie meist Tage, in schwierigen Fällen auch Wochen braucht. Wird der Muskel in dieser Situation überfordert, reagiert er wieder mit Schmerzen. Auch sollten Sie sich bei Ihren gymnastischen Übungen Zeit lassen und sich von niemandem hetzen lassen. Wann Sie üben, ist Ihrem Zeitplan und Ihrer Lust und Laune überlassen, wichtig ist, daß Sie es regelmäßig tun. Es bekommt Ihnen besser, wenn Sie nur zwei Übungen täglich richtig und langsam machen als viele Übungen schnell und falsch. Auch sollten Sie bequeme Kleidung tragen. Welche Übungen Ihnen zu empfehlen sind, besprechen Sie am besten mit Ihrem Arzt oder mit einer Krankengymnastin. Es gibt außerdem viele gute Bücher mit speziellen gymnastischen Programmen.

Ein gymnastisches Training langsam aufbauen

Anwendungsgebiete

Vasomotorisch-vegetative Kopfschmerzen, Streßkopfschmerzen, Spannungskopfschmerzen

Erklärungen und Häufigkeit:
Diese drei Kopfschmerzarten zu unterscheiden hat nur eine theoretische Bedeutung. Etwa 80 Prozent der vorkommenden Kopfschmerzen sind diesen Kopfschmerzformen zuzuordnen. Meist liegen die Kopfschmerzen in einer Mischform vor, in der die eine oder andere Komponente betont ist.
Therapeutische Hinweise:
Je nach Stärke Ihrer Beschwerden führen Sie fünf bis sieben Tage lang täglich eine Moxa-Behandlung durch. Meist spüren Sie schon in der ersten Behandlungswoche eine deutliche Besserungstendenz. Nach dem Erstbehandlungsblock sollten Sie sich zunächst zweimal wöchentlich behandeln und später dann einmal die Woche therapieren.
Gegenanzeigen:
Bitte das Kapitel Gegenanzeigen beachten!
Therapeutische Erfahrungen und Erfolgsaussichten:
Wenn Sie die Hamburger Moxa-Therapie nach dem vorgegebenen Schema korrekt durchführen, haben Sie eine recht gute Chance der Besserung, der Schmerzfreiheit und über Monate schmerzfrei zu bleiben.

Im einzelnen bewirkt die Hamburger Moxa-Therapie:
- Herabsetzung der Schmerzintensität oder Schmerzfreiheit
- Verlängerung der schmerzfreien Zeiträume
- Entspannung der Halswirbelsäulenmuskulatur und damit natürliche Korrektur von Fehlbelastungen
- Lockerung und Entkrampfung des Schultergürtels
- Verminderung bis völlige Beendigung des Tablettenverbrauchs

- Stabilisierung von vegetativen Entgleisungen
- Stabilisierung eines zu niedrigen Blutdrucks hin zum Normwert.

Über die schnellen und nachhaltigen Erfolge der Hamburger Moxa-Therapie bei Kopfschmerzen muß ich mich selber immer wieder wundern. Wenn auch das Lösen von Muskelspannungskopfschmerzen noch verständlich erscheinen mag, so habe ich für die Wirkung der Hamburger Moxa-Therapie bei gefäßbedingten Kopfschmerzen keine plausible Erklärung. Ich kann nur immer wieder feststellen: In der Praxis funktioniert es recht gut. Wenn Sie erst einmal für einige Wochen kopfschmerzfrei sind, dann bleiben Sie das auch in der Regel über Monate. Sollten sich Ihre Kopfschmerzen dann wieder vermehrt bemerkbar machen, können Sie das erzielte Therapieergebnis mit wenigen Moxa-Behandlungen wieder herstellen.

Unterstützende andere Therapien:
Da einer der wesentlichsten Auslöser für Kopfschmerzen wohl der Streß ist, ist es am sinnvollsten und ursächlichsten, Entspannungsübungen wie Autogenes Training und sinnvolle Erholungsphasen im allgemeinen Arbeitsablauf durchzuführen. Auch richtig gestalteter Freizeitsport ohne Wettkampfstreß kann zu einer guten seelischen und körperlichen Entspannung beitragen.

Kopfschmerzen, bedingt durch die Halswirbelsäule

Erklärungen und Häufigkeit:
Häufig sind Kopfschmerzen Begleiterscheinungen von Verkrampfungen der Halswirbelsäulenmuskulatur, Verschleiß an der Halswirbelsäule oder Fehlstellungen der Halswirbel. Die Übergänge zu anderen Kopfschmerzeinteilungen sind fließend.

Therapeutische Hinweise:
Je nach Stärke der Beschwerden fünf bis zehn Tage täglich eine Moxa-Behandlung. Wenn Sie nach der

ersten Behandlungswoche eine deutliche Besserungstendenz verspüren, können Sie zur ausschleichenden Behandlung einmal pro Woche übergehen.

Gegenanzeigen:
Bitte das Kapitel Gegenanzeigen beachten!

Therapeutische Erfahrungen und Erfolgsaussichten:
Wenn Sie die Hamburger Moxa-Therapie nach dem vorgegebenen Schema korrekt durchführen, haben Sie eine recht gute Chance der Besserung oder Schmerzfreiheit. Die Schmerzintensität wird herabgesetzt oder Schmerzfreiheit erreicht. Die Halswirbelsäulenmuskulatur wird entspannt, und damit korrigieren sich häufig Fehlbelastungen auf natürliche Weise. Die Muskulatur des Schultergürtels wird gelockert und entkrampft. Der Schmerzmittelverbrauch wird gemindert oder völlig eingestellt.

Allgemeine Hinweise:
Wenn Sie durch die Hamburger Moxa-Therapie erst einmal schmerzfrei geworden sind, hält dieser Zustand meistens über Monate an. Wenn dann eine Verschlechterung wieder eintreten sollte, können Sie mit wenigen Moxa-Behandlungen ein gutes Therapieergebnis wiederherstellen.

Unterstützende andere Therapien:
Im Kapitel Gymnastik werden Ihnen einige Übungen für die Halswirbelsäule und Schultergürtel vorgeschlagen, die Sie selbst nach Absprache mit Ihrem Arzt durchführen können.

Kopfschmerzen nach Gehirnerschütterung

Erklärungen und Häufigkeit:
Nach Gehirnerschütterungen können die verschiedensten Kopfschmerzzustände auftreten. Ob die Kopfschmerzen immer in einem ursächlichen Zusammenhang mit dem Ereignis der Gehirnerschütterung stehen, wird von vielen Fachleuten angezweifelt.

Therapeutische Hinweise:
Je nach Stärke der Beschwerden fünf bis zehn Tage

täglich eine Moxa-Behandlung. Wenn Sie in der ersten Behandlungswoche eine deutliche Besserungstendenz verspüren, können Sie die Behandlung ausschleichen und mehrere Wochen lang einmal wöchentlich weiterbehandeln.

Gegenanzeigen:

Bitte das Kapitel Gegenanzeigen beachten!

Therapeutische Erfahrungen und Erfolgsaussichten:

Wenn Sie die Hamburger Moxa-Therapie nach dem vorgegebenen Schema korrekt durchführen, haben Sie eine recht gute Chance der Besserung, Schmerzfreiheit und über Monate schmerzfrei zu bleiben. Auch langjährige Kopfschmerzen, die nur mit dauernder Schmerzmitteleinnahme behandelt werden konnten, sprechen gut auf die Hamburger Moxa-Therapie an. Auch besteht hier eine gute Chance, in kurzer Zeit von einer langjährigen Schmerztablettenabhängigkeit wegzukommen.

Migräne

Erklärungen und Häufigkeit:

Die klassische Migräne, hier einfach als Migräne bezeichnet, ist charakterisiert durch einen typischen Kopfschmerzanfall und ein meist gleich langes schmerzfreies Intervall zwischen diesen Anfällen. Die Migräne stellt ca. zehn bis 20 Prozent aller Kopfschmerzfälle. Es gibt allerdings viele Menschen, die zusätzlich zu der Migräne noch andere Kopfschmerzen haben.

Therapeutische Hinweise:

Je nach Stärke Ihrer Beschwerden sollten Sie fünf bis sieben Tage lang täglich eine Moxa-Behandlung durchführen. Dann behandeln Sie sich zweimal wöchentlich und später einmal wöchentlich, bis Sie eine längere Zeit schmerz- oder anfallsfrei geblieben sind.

Gegenanzeigen:

Bitte das Kapitel Gegenanzeigen beachten!

Therapeutische Erfahrungen und Erfolgsaussichten:

Wenn Sie die Hamburger Moxa-Therapie nach dem

vorgegebenen Schema korrekt durchführen, haben Sie eine gute Chance der Besserung oder Schmerzfreiheit. Durch die Hamburger Moxa-Therapie kann zwar auch ein akuter Migräneanfall behandelt werden, doch dies ist nicht Sinn und angestrebtes Ziel dieser Therapie, vielmehr soll ein möglichst positives Langzeitergebnis erzielt werden. Die Empfindungen des Schmerzes treten immer abgeschwächter auf, und die schmerzfreien Zeitabstände werden immer länger, bis die Migräneanfälle ganz ausbleiben oder erträglich geworden sind. Auch die Begleitsymptome wie Schwindel, Erbrechen, Übelkeit und Kreislaufstörungen verschwinden häufig erstaunlich schnell. Es gibt klassische Migräneformen, die unter der Hamburger Moxa-Therapie in wenigen Wochen ganz verschwinden. Dies gilt für die überwiegende Zahl der Migränefälle. Dann gibt es eine kleinere Gruppe von Migräneleidenden, die sich bis zu einem halben Jahr in wöchentlichen Behandlungen therapieren müssen, um ihre Migräne auf ein erträgliches Maß zu reduzieren oder ganz verschwinden zu lassen. Eine Migräne, die nicht auf die Hamburger Moxa-Therapie ansprach, habe ich selten erlebt. Ein Problem gibt es vereinzelt bei Migränepatienten, die im Anfall übersensibel auf Gerüche reagieren: bei ihnen muß die Moxa-Therapie abgebrochen werden.

Unterstützende andere Therapien:
Da Streß einer der Auslöser für die Migräne ist, ist es sinnvoll, Entspannungsübungen wie Autogenes Training und sinnvolle Erholungsphasen im allgemeinen Arbeitsablauf einzuführen. Auch sollte jeder selbst herausfinden, ob nicht bestimmte Stoffe in der Nahrung (Süßigkeiten, alkoholische Getränke, bestimmte Früchte) Mitauslöser eines Anfalls sind.

Muskuläre Verspannungen und Verschleiß an Lendenwirbelsäule, Brustwirbelsäule und Halswirbelsäule

Erklärungen und Häufigkeit:
Unter muskulären Verspannungen leidet fast jeder Erwachsene. Bei starken muskulären Verspannungen, die Jahre oder Jahrzehnte bestehen, ist der Verschleiß an der Lendenwirbelsäule stark beschleunigt.
Therapeutische Hinweise:
Je nach Beschwerden sieben bis 14 Tage täglich eine Moxa-Behandlung. Wenn Sie in der ersten Behandlungswoche eine deutliche Besserungstendenz verspüren, können Sie den Erstbehandlungsblock auf sieben Behandlungstage verkürzen. Dann ist es wichtig, über mehrere Wochen zweimal wöchentlich zu behandeln.
Gegenanzeigen:
Bitte das Kapitel Gegenanzeigen beachten!
Therapeutische Erfahrungen und Erfolgsaussichten:
Wenn Sie die Hamburger Moxa-Therapie nach dem vorgegebenen Schema korrekt durchführen, haben Sie eine 80- bis 90prozentige Chance der Besserung:
- Schmerzlinderung oder Schmerzfreiheit der gesamten Wirbelsäule
- Tiefe muskuläre Entspannung und Auflockerung der Muskulatur entlang der gesamten Wirbelsäule und damit natürliche Korrektur von Fehlbelastungen
- Gute Durchblutung der Wirbelsäulenmuskulatur und Wärmeausstrahlung bis in den Hinterkopf
- Reduzierung der morgendlichen Steifheit und der Schmerzen und Steifigkeit beim Aufstehen
- Verbesserung der Bandscheibenernährung durch Entlastung.

Allgemeine Hinweise:
Natürlich bilden sich die degenerativen Veränderungen, also der Verschleiß, an der Wirbelsäule und eine langjährige bestehende und fixierte Fehlstellung nicht zurück. Die Hamburger Moxa-Therapie bietet Ihnen aber eine Möglichkeit, problemloser und beschwerdefreier damit zu leben. Wieviele Wochen Sie ein- bis zweimal wöchentlich behandeln müssen, sollten Sie nach Ihren Beschwerden entscheiden. Viele, die längst beschwerdefrei sind, mögen ihre wöchentliche Hamburger Moxa-Therapie nicht missen. Hier hat die Hamburger Moxa-Therapie sicherlich eine vorbeugende Bedeutung. Wenn Sie erst einmal wochen-, monate- oder in manchen Fällen auch jahrelang beschwerdefrei geblieben sind, ist es bei einem »Rückfall« unproblematisch, dieses Therapieergebnis mit wenigen Moxa-Behandlungen wieder herzustellen.
Unterstützende andere Therapie:
Die besten und stabilsten Therapieergebnisse können Sie erzielen, wenn Sie, nachdem Sie durch die Hamburger Moxa-Therapie schmerzfrei und beweglicher geworden sind, Ihre Muskulatur durch ein gezieltes gymnastisches Programm aufbauen und trainieren. Doch dieses sollten Sie mit Ihrem betreuenden Arzt besprechen und festlegen.

Hexenschuß

Erklärungen und Häufigkeit:
Der regelmäßig wiederkehrende Hexenschuß ist ein weit verbreitetes Leiden. Aus heiterem Himmel verkrampft sich die Lendenwirbelsäulenmuskulatur einseitig, so daß unwillkürlich eine schonende Körperhaltung eingenommen wird. Auch können durch die akute einseitige muskuläre Verspannung der Lendenwirbelsäule Nervenwurzelreizungen auftreten. Als häufigste Ursache wird hier der Streß vermutet.
Therapeutische Hinweise:
In der Regel werden Sie nach zwei bis fünf Tagen täglicher Moxa-Behandlung den Muskelkrampf

durchbrochen haben, so daß sich die Funktion der Wirbelsäule und ihrer Muskulatur weitgehend wieder normalisiert. Weiter ist zu empfehlen, daß ein bis zwei Wochen vereinzelt nachbehandelt wird.

Gegenanzeigen:
Bitte das Kapitel Gegenanzeigen beachten!

Therapeutische Erfahrungen und Erfolgsaussichten:
Wenn Sie die Hamburger Moxa-Therapie nach dem vorgegebenen Schema korrekt durchführen, haben Sie eine sehr gute Chance der schnellen Besserung und völligen Schmerzfreiheit.

Allgemeine Hinweise:
Interessant ist immer die Feststellung, daß Patienten, die unter stets wiederkehrenden Hexenschüssen leiden, nach einer Moxa-Behandlungsserie anhaltende, für Sie sehr lange, beschwerdefreie Intervalle aufweisen können.

Müder Rücken

Erklärungen und Häufigkeit:
Einen normalen, gesunden Rücken spürt man nicht, man vergißt ihn ganz einfach. Viele Menschen jedoch, besonders Frauen, werden ständig an ihren Rücken erinnert. Sie klagen über ein permanent leicht unangenehmes Gefühl im Rücken. Sie haben das Gefühl, daß ihr Rücken immer überanstrengt, immer müde ist.

Therapeutische Hinweise:
In der Regel reichen hier zwei bis fünf Tage mit täglich einer Moxa-Behandlung. Wenn Sie nach den ersten Behandlungen eine deutliche Besserungstendenz verspüren, können Sie ein bis zwei Wochen einmal wöchentlich ausschleichend nachbehandeln.

Gegenanzeigen:
Bitte das Kapitel Gegenanzeigen beachten!

Therapeutische Erfahrungen und Erfolgsaussichten:
Wenn Sie die Hamburger Moxa-Therapie nach dem vorgegebenen Schema korrekt durchführen, haben Sie eine recht gute Chance, Ihren Rücken auch einmal für eine längere Zeit vergessen zu können.

Andere unterstützende Therapien:
Ein kleines tägliches gymnastisches Programm wird Ihre Wirbelsäulenmuskulatur kräftigen und den therapeutischen Erfolg stabilisieren.

Ischialgien, Reizungen des Ischiasnervs

Erklärungen und Häufigkeit:
Der Ischiasnerv setzt sich aus mehreren Nervenwurzeln der Lendenwirbelsäule zusammen und kann durch Verschleiß, muskuläre Verspannungen, Bandscheibenschädigungen oder Bandscheibenvorfälle gereizt und in den schlimmsten Fällen durch Kompression geschädigt sein. Typisch ist die Ausstrahlung ins Gesäß, in den Oberschenkel oder bis in die Hacke. Im Falle eines Bandscheibenvorfalls können Teile des Ischiasnervs so nachhaltig komprimiert sein, daß der Informationsfluß aus dem Versorgungsgebiet oder »die Befehle« vom Zentralnervensystem an den Muskel nicht weitergegeben werden können. Dies zeigt sich durch Empfindungsstörungen oder Muskelschwächezustände. Meistens ist die Ischiasreizung einseitig, bei langjährigen chronischen Beschwerden aber auch häufig doppelseitig. Die Reizung des Ischiasnervs ist ein häufiges Problem, mit dem fast jeder Mensch in seinem Leben einmal Bekanntschaft macht. Eine recht große Gruppe unter den Rückenschmerzpatienten leidet permanent darunter.
Therapeutische Hinweise:
Je nach Beschwerden sieben bis 14 Tage täglich eine Moxa-Behandlung. Wenn Sie in der ersten Behandlungswoche eine deutliche Besserungstendenz verspüren, können Sie mit der Nachbehandlung zweimal wöchentlich beginnen.
Gegenanzeigen:
Bitte das Kapitel Gegenanzeigen beachten!
Therapeutische Erfahrungen und Erfolgsaussichten:
Bei Reizung des Ischiasnervs gibt es die verschiedensten Schweregrade der Schädigung, sie stellt ein

schwieriges und oft langwieriges Problem der üblichen ärztlichen Therapien dar. Wenn Sie die Hamburger Moxa-Therapie nach dem vorgegebenen Schema korrekt durchführen, haben Sie eine etwa 80prozentige Chance, im wesentlichen schmerzfrei zu werden. Auch in schwierigen Fällen sollten Sie nicht die Geduld verlieren, manchmal stellt sich ein deutlicher Erfolg erst nach Wochen ein:

- Schmerzlinderung bzw. Schmerzfreiheit in der Lendenwirbelsäule
- Tiefe muskuläre Entspannung und Auflockerung der Muskulatur in der Lendenwirbelsäule und damit häufig Korrektur von Fehlbelastungen
- Gute Durchblutung der Lendenwirbelsäulenmuskulatur
- Entlastung der Bandscheiben durch Muskelentspannung und dadurch Verbesserung der Bandscheibenernährung
- Häufig Rückbildung von Mißempfindungen in den Beinen
- Rückbildung von Reiz- und Schwellungszuständen entlang der Wirbelsäule
- Manchmal langsame Rückbildung von muskulären Schwächen durch Kompressionen auf die Nervenwurzel, durch Entlastung und Entreizung der entzündlichen Schwellung.

Allgemeine Hinweise:
Gerade die Wurzelreizungen in der Lendenwirbelsäule können sehr hartnäckiger Natur sein. Dieses ist in dem Kapitel über Rückenschmerzen ausführlich beschrieben und erklärt worden. Der untere Teil der Lendenwirbelsäule hat die Funktion eines Universalgelenkes.

Auf den beiden letzten Zwischenwirbelscheiben lastet der höchste Druck und die größte mechanische Belastung. Daher ist es nicht verwunderlich, daß hier etwa 90 Prozent der vorkommenden Bandscheibenvorfälle beobachtet werden. Bei einer einfachen Ischiasreizung, um so mehr aber bei neurologischen Symptomen wie Mißempfindungen oder Muskelschwächen im Bein sollten Sie unbedingt Ihren behandelnden Arzt zu Rate ziehen und ihm auch während der Hamburger Moxa-Therapie über den Verlauf berichten. Gerade bei Bandscheibenvorfällen gibt es einen Punkt, an dem man einfach nicht weiterkommt und Sie sich einem Neurochirurgen anvertrauen müssen. Eine ärztliche Entscheidung, die Ihr Arzt nicht zu früh, aber auch nicht zu spät fällen sollte, um bleibende Schäden zu vermeiden.

Bei den stärkeren Schädigungen in der Lendenwirbelsäule ist es häufig angezeigt, die Moxa-Behandlungen in regelmäßigen Abständen fortzusetzen. Hier sollten Sie die für Sie günstigsten Behandlungszeiträume herausfinden. In den allermeisten Fällen ist es möglich, Ihr chronisches Schmerzproblem auf ein erträgliches Maß zurückzuführen.

Unterstützende andere Therapien:
Die besten und stabilsten Therapieergebnisse können Sie erzielen, wenn Sie Ihre Rückenmuskulatur und hier speziell den Lendenwirbelbereich durch eine schonende und aufbauende Gymnastik kräftigen. Jede Wirbelsäule und besonders die vorgeschädigten Wirbelsäulen leben von der Bewegung. Sobald der akute Zustand überwunden ist, muß die Funktion und Belastbarkeit der Wirbelsäule und ihrer Muskulatur systematisch aufgebaut werden. Überwinden Sie Ihre psychologischen Barrieren, sagen Sie nicht: »Ich kann nicht, das ist unmöglich.«

Auch hier empfehle ich Ihnen, die Ihnen zumutbare Belastung mit Ihrem betreuenden Arzt abzustimmen und vielleicht die ersten Gymnastikprogramme unter Aufsicht einer Krankengymnastin durchzuführen.

Verspannungen im Schultergürtel

Erklärungen und Häufigkeit:
Unter muskulären Verspannungen im Schultergürtel leidet fast jeder Erwachsene. Schultergürtel und Nakken, die funktionell zusammengehören, sind die Regionen am Körper, die am häufigsten und sensibelsten

Streßeinfluß reagieren und sich verkrampfen. Halten diese Krämpfe über Jahre oder Jahrzehnte an, kommt es beschleunigt zum Verschleiß an der Halswirbelsäule und dem obersten Brustwirbel sowie damit zu Wurzelreizungen. Sie machen sich durch ein schmerzhaftes Ziehen bemerkbar, das vom Nacken über Schulter, Oberarm und häufig bis in die Fingerspitzen verläuft und sich hier in schweren Fällen als Mißempfindung oder als Taubheitsgefühl darstellt.

Therapeutische Hinweise:

Je nach Stärke der Beschwerden fünf bis zehn Tage täglich eine Moxa-Behandlung. Wenn Sie nach der ersten Behandlungswoche eine deutliche Besserungstendenz verspüren, können Sie zur ausschleichenden Behandlung zweimal wöchentlich verteilt übergehen.

Gegenanzeigen:

Bitte das Kapitel Gegenanzeigen beachten!

Therapeutische Erfahrungen und Erfolgsaussichten:

Wenn Sie die Hamburger Moxa-Therapie nach dem vorgegebenen Schema korrekt durchführen, haben Sie eine recht gute Chance der Besserung oder Schmerzfreiheit:

- Schmerzlinderung oder Schmerzfreiheit im Schultergürtel und Halswirbelsäule
- Tiefe muskuläre Entspannung und Auflockerung der Muskulatur des Schultergürtels und der Halswirbelsäule und damit natürliche Korrektur von Fehlbelastungen
- Entlastung der Bandscheiben im Halswirbelsäulenbereich und Verbesserung der Bandscheibenernährung
- Häufiges Zurückbilden von Mißempfindungen und sogar von Taubheitszonen im Versorgungsgebiet der gereizten Nervenwurzel

Allgemeine Hinweise:

Gerade die äußerst häufig vorkommenden schmerzhaften Verkrampfungen im Schulter- und Nackenbereich sind mit den üblichen therapeutischen Maßnahmen sehr unbefriedigend und nur mit großem Aufwand zu lösen. Die Hamburger Moxa-Therapie wirkt meistens schnell und dauerhaft. Wenn Sie nach Monaten wieder eine Verschlechterung im Schulter-Nakkenbereich verspüren, können Sie mit wenigen Moxa-Behandlungen ein gutes Therapieergebnis wieder herstellen.

Unterstützende andere Therapien:
Am wertvollsten und ursächlichsten erscheinen mir hier Entspannungsübungen wie Autogenes Training und sinnvolle Erholungsphasen im allgemeinen Arbeitsablauf. Richtig gestalteter Freizeitsport ohne Wettkampfstreß kann auch zu einer guten Entspannung beitragen. Ein gezieltes gymnastisches Programm für den Schultergürtel sollten Sie mit einem Arzt absprechen.

Zustand nach Bandscheibenoperationen

Erklärungen und Häufigkeit:
Auch nach Bandscheibenoperationen besteht häufig noch in der Lendenwirbelsäule ein schmerzhafter Verkrampfungszustand, der mit den üblichen Behandlungen nicht zufriedenstellend therapiert werden kann.

Therapeutische Hinweise:
Je nach Stärke der Beschwerden sieben bis 14 Tage täglich eine Moxa-Behandlung. Wenn Sie in der ersten Behandlungswoche eine deutliche Besserungstendenz verspüren, können Sie ausschleichend weiterbehandeln, zweimal über die Woche verteilt, bis Sie keine Beschwerden mehr verspüren.

Gegenanzeigen:
Bitte das Kapitel Gegenanzeigen beachten!

Therapeutische Erfahrungen und Erfolgsaussichten:
Wenn Sie die Hamburger Moxa-Therapie nach dem vorgegebenen Schema korrekt durchführen, haben Sie eine gute Chance, schmerzfrei zu werden.

Allgemeine Hinweise:
Die Bandscheibenoperation ist in erster Linie eine Schmerzoperation, das heißt, wenn durch den Bandscheibenvorfall schon länger eine Schädigung an der Nervenwurzel vorhanden ist, dann wird sich der Nerv,

wenn überhaupt, möglicherweise nur sehr langsam erholen. Dieses kann in manchen Fällen durch die Hamburger Moxa-Therapie beschleunigt werden.
Unterstützende andere Therapien:
Ein gezieltes gymnastisches Programm zur Stärkung der Lendenwirbelsäulenmuskulatur sollten Sie mit Ihrem betreuenden Arzt abstimmen.

Steifer Nacken

Erklärungen und Häufigkeit:
Der steife Nacken ist eine akute einseitige Verspannung der Schultergürtel- und Nackenmuskulatur, unter der manche Menschen in mehr oder weniger regelmäßigen Abständen leiden. Die Beweglichkeit des Halses ist auf der Seite, auf der die Verkrampfungen liegen, eingeschränkt und auf der gegenüberliegenden Seite meist nicht mehr möglich. Der Name »akuter Schiefhals« ist deshalb auch gebräuchlich und sehr treffend. Kalter Luftzug und Streß werden oft dafür verantwortlich gemacht.
Therapeutische Hinweise: Manchmal löst sich der Muskelkrampf schon nach einer Moxa-Behandlung. In der Regel müssen Sie aber an drei bis fünf Tagen täglich eine Moxa-Behandlung durchführen. Wenn noch Restbeschwerden da sind, ist es sinnvoll, in wöchentlichem Abstand jeweils einmal nachzubehandeln.
Gegenanzeigen: Bitte das Kapitel Gegenanzeigen beachten!
Therapeutische Erfahrungen und Erfolgsaussichten:
Wenn Sie die Hamburger Moxa-Therapie nach dem vorgegebenen Schema korrekt durchführen, haben Sie eine sehr gute Chance, den Muskelkrampf vollkommen zu lösen und die Beweglichkeit und Schmerzfreiheit, wie sie vorher bestand, wieder herzustellen.
Allgemeine Hinweise:
Erstaunlich ist immer, daß auch bei Patienten, die in regelmäßigen Abständen unter dem steifen Hals leiden, die Bereitschaft zur muskulären Verkrampfung

herabgesetzt ist und diese Menschen verhältnismäßig lang von ihrem Problem verschont werden.

Zustand nach Halswirbelsäulen-Schleudertrauma

Erklärungen und Häufigkeit:
Akute Bänder- und muskuläre Dehnung bzw. Zerreißung im Halswirbelsäulenbereich, wie sie meist beim Aufprall bei Verkehrsunfällen erlitten werden, werden Halwirbelschleudertraumen genannt. Sie ziehen häufig langjährige, chronische Schmerz- und Verkrampfungszustände im Kopf, Nacken- oder Schultergürtelbereich nach sich.
Therapeutische Hinweise:
Je nach Stärke der Beschwerden fünf bis zehn Tage eine tägliche Moxa-Behandlung. Wenn Sie in der ersten Behandlungswoche eine deutliche Besserungstendenz verspüren, können Sie die Behandlung ausschleichen und mehrere Wochen lang zweimal wöchentlich verteilt behandeln.
Gegenanzeigen:
Bitte das Kapitel Gegenanzeigen beachten!
Therapeutische Erfahrungen und Erfolgsaussichten:
Das Halswirbelsäulenschleudertrauma und seine nachfolgenden Schmerzzustände sind ein echtes therapeutisches Problem der ärztlichen Praxis. Wenn Sie die Hamburger Moxa-Therapie nach dem vorgegebenen Schema korrekt durchführen, haben Sie eine gute Chance der Schmerzfreiheit. Manchmal steht auch hier die Hamburger Moxa-Therapie vor hartnäckigen Schwierigkeiten. Dann dürfen Sie die Geduld nicht verlieren und sollten die zweimal wöchentlichen Behandlungen mindestens für acht Wochen durchführen. Wenn in dieser Zeit eine kontinuierliche Besserung der kleinen Schritte eintritt, können Sie fast sicher sein, daß Sie dieses Schmerzproblem in absehbarer Zeit gelöst haben.

Allgemeine Hinweise:
Wenn Sie schmerzfrei geworden sind, haben Sie die gute Chance, daß Sie auch schmerzfrei bleiben. Falls sich nach längerer Zeit wieder Schmerzprobleme bemerkbar machen, so können Sie diese mit wenigen Hamburger Moxa-Therapien wieder therapieren.
Unterstützende andere Therapien:
In einem gesonderten Kapitel ist ein gezieltes gymnastisches Programm für den Schultergürtel- und die Halswirbelsäulenmuskulatur vorgeschlagen. Doch dieses sollten Sie unbedingt mit Ihrem Arzt abstimmen.

Scheuermann'sche Erkrankung

Erklärungen und Häufigkeit: Die Scheuermann'sche Krankheit ist die häufigste Erkrankung der Wirbelsäule beim Jugendlichen. Jeder Dritte bis Fünfte hat zumindest röntgenologisch Zeichen dieser Krankheit. Im allgemeinen verläuft sie in drei Stadien: Zunächst fällt eine schlechte Haltung mit Krümmung der Brustwirbelsäule auf. Schmerzen bestehen in der Regel jetzt – wie auch im zweiten Stadium noch nicht. Dann versteift der befallene Wirbelsäulenabschnitt, häufig mehr oder weniger ausgeprägt als Rundrücken. Im dritten Stadium, meist nach dem 18. Lebensjahr, stehen die Schmerzen, besonders nach körperlichen Anstrengungen, im Vordergrund. Jungen sind häufiger befallen als Mädchen.
Therapeutische Hinweise:
In der Regel reicht eine Woche mit einer täglichen Hamburger Moxa-Therapie und dann über mehrere Wochen eine wöchentliche Moxa-Behandlung aus, um völlig schmerzfrei zu werden. Sinnvoll ist es, sich über längere Zeit in regelmäßigen Abständen zu behandeln, doch das können Sie von den auftretenden Beschwerden abhängig machen.
Gegeanzeigen:
Bitte das Kapitel Gegenanzeigen beachten!

Therapeutische Erfahrungen und Erfolgsaussichten:
Meist ist es kein Problem, nach der vorgeschlagenen Moxa-Dosierung Ihre Wirbelsäule schmerzfrei zu bekommen. Auch werden meist die Belastbarkeit und die Beweglichkeit der Wirbelsäule erheblich verbessert. Extreme Belastungen der Wirbelsäule sind sicherlich immer schädlich und zu vermeiden. Auf der anderen Seite bin ich im Widerspruch zu vielen Kollegen nicht der Meinung, man müsse nun den am »Scheuermann« erkrankten Jugendlichen von allen sportlichen Betätigungen fernhalten. Eine gesunde sportliche Betätigung kräftigt die Muskulatur und erhält die Beweglichkeit und schafft damit die Basis, auf der später ernsthaften Problemen an der Wirbelsäule vorgebeugt werden kann.
Andere unterstützende Therapien:
Ein kleines tägliches gymnastisches Programm wird Ihre Wirbelsäulenmuskulatur kräftigen und die Beweglichkeit der Wirbelsäule erhalten. Auch Sport in der richtigen Dosierung ist empfehlenswert.

Morbus Bechterew

Erklärungen und Häufigkeit:
Die Zahl der an Morbus Bechterew erkrankten Menschen in der Bundesrepublik wird auf 300 000 bis 600 000 geschätzt. Bechterew kann also nicht mehr zu den seltenen Erkrankungen gezählt werden.
Therapeutische Hinweise:
Es hat sich eine Anfangsbehandlung von täglich einer Moxa-Behandlung über 14 Tage bewährt. Ein Tag Pause kann ruhig einmal eingelegt werden, jedoch sollte der Erstbehandlungsblock weitgehend eingehalten werden. Dann sollten Sie zweimal über die Woche verteilt moxen und das über Monate durchhalten. Später kann die Hamburger Moxa-Therapie dann individuell gestaltet werden. Je nach Beschwerden reicht häufig nur eine Behandlung pro Woche. Wenn Sie völlig beschwerdefrei sind, können Sie mit der Hamburger Moxa-Therapie aussetzen. Auch bei

schweren Schmerzzuständen reichen zwei Behandlungen pro Woche als Dauerbehandlung aus, um den Schmerz ausreichend zu verringern oder Schmerzfreiheit zu erreichen.

Gegenanzeigen:

Bitte das Kapitel Gegenanzeigen beachten!

Therapeutische Erfahrungen und Erfolgsaussichten:

Wenn Sie die Hamburger Moxa-Therapie nach dem beschriebenen Schema korrekt durchführen, haben Sie eine recht gute Chance zur Besserung, Schmerzlinderung oder Schmerzfreiheit. Bei meinen Behandlungsserien konnte fast allen Bechterewlern geholfen werden. Mißerfolge waren selten und meist auch nur in Teilbereichen der beklagten Beschwerde-Ketten.

Die Muskulatur entlang der gesamten Wirbelsäule, einschließlich Schultergürtel und Halswirbelsäule, wird gut aufgelockert, entkrampft und schmerzfrei – eine hervorragende Voraussetzung für die tägliche Bechterew-Gymnastik. Weil die Gymnastik unter weniger Schmerzen oder schmerzfrei durchgeführt werden kann, wird die Beweglichkeit der Wirbelsäule verbessert oder kann erhalten werden. Auch der Schmerz- oder Rheumamittelkonsum, soweit er zur Schmerzbehandlung nötig ist, erübrigt sich weitgehend.

Allgemeine Hinweise:

Wenn Sie durch die Hamburger Moxa-Therapie erst einmal schmerzfrei geworden sind, hält dieser Zustand meistens für einige Zeit an. Gerade beim Bechterew hat es sich bewährt, die Moxa-Behandlungen, nach den aktuellen Beschwerden abgestimmt, in recht regelmäßigen Abständen zu wiederholen. Falls eine Verschlechterung eintritt oder ein Schub kommt, erzielen Sie mit einer kleinen Behandlungsserie meist wieder ein gutes Therapieergebnis.

Unterstützende andere Therapien:

Die wichtigste Therapie beim Morbus Bechterew ist sicherlich die tägliche Gymnastik. In diese Übungen sollten Sie durch eine erfahrene Krankengymnastin eingeführt werden. Außerdem empfehle ich Ihnen, sich einer der Therapiegruppen der Deutschen Vereinigung Morbus Bechterew e.V. anzuschließen. Hier werden Sie gründlich und gut beraten bei allen Problemen, die Ihre Krankheit betrifft.

Schlaflosigkeit

Erklärungen und Häufigkeit:
Unter Schlaflosigkeit, Einschlaf- oder Durchschlafstörungen oder einer schlechten Schlafqualität leiden sehr viele Menschen. Schlaflosigkeit ist eine Erkrankung unserer Zeit, ein Sympton unserer Zeit. Schlaflosigkeit kann die verschiedensten Ursachen haben. Ganz allgemein ist eine funktionelle Ordnung in unserem Körper gestört. Innere oder äußere Einflüsse stören unsere innere Ordnung. Unser Körper kann nicht zur Ruhe kommen. Wir fühlen uns unwohl. Das innere Gleichgewicht ist gestört. Wenn das über längere Zeit anhält und unser Körper keine Möglichkeit hat, sich durch Schlaf auf natürliche Weise zu erholen, kann dies zu weiteren ernsthaften Schädigungen führen; denn Schlaflosigkeit macht unseren Körper gegen innere und äußere Reize weniger widerstandsfähig.

Auch empfinden wir unsere persönlichen Probleme unter diesen unausgeglichenen Bedingungen viel schwerer und größer, als wenn wir ihnen gut ausgeschlafen und erholt begegnen können.

Therapeutische Hinweise:
In der Regel reichen bei Schlaflosigkeit zwei bis drei Tage mit einer täglichen Moxa-Behandlung. Dann, bei spürbarer Besserungstendenz, kann man mehrere Wochen einmal wöchentlich und später einmal zweiwöchentlich nachbehandeln. Wenn die Schlafqualität aufgrund von Schmerzen an der Wirbelsäule eingeschränkt ist, sollten Sie entsprechend der Diagnose nach dem vorgeschlagenen Therapieschema behandeln.

Gegenanzeigen:
Bitte das Kapitel Gegenanzeigen beachten!

Therapeutische Erfahrungen und Erfolgsaussichten:
Bei Einhaltung des Hamburger Moxa-Therapieschemas haben Sie eine gute Chance, Ihre Schlafqualität zu

verbessern. Die Hamburger Moxa-Therapie stellt die innere Ordnung in Ihrem Körper wieder her, so daß Sie sich gut fühlen, entspannen und abspannen und meistens auch gut schlafen können. Wenn Sie Schmerzen haben, werden sie meist so weit reduziert, daß Sie von ihnen nicht mehr geweckt werden. Auch sind Sie meist nicht mehr gezwungen, wegen dieses Schmerzproblems auf nur einer Seite zu liegen, Sie können sich drehen und wenden, wie es zur guten Erholung des Körpers im Schlaf unbedingt nötig ist.

Andere unterstützende Therapien: Bei ausreichender körperlicher Betätigung stellt sich eine natürliche Müdigkeit zur Nachtzeit ein. Auch Kräutertees oder Kräuterbäder wirken manchmal Wunder. Die verschiedenen Methoden der Entspannungsübungen können auch Erfolg und Schlaf bringen. Die schlechteste Lösung ist sicherlich die »Narkose« durch Schlafmittel.

Unsere Nahrung ist unser Schicksal

Wenn jemand ein Buch über eine ganzheitsmedizinische Therapie schreibt und empfiehlt, daß die Problemkreise Kopf-, Rückenschmerzen und Schlaflosigkeit ganzheitsmedizinisch behandelt werden, so muß auch zu unseren Ernährungs- und Suchtgewohnheiten und ihren sich daraus ergebenden Problemen etwas gesagt werden: »Du bist, was Du ißt.« Hier soll nur zum Nachdenken angeregt werden.

Die weitgehend ernährungsbedingten Zivilisationsleiden sind in ihrer Häufigkeit zu messen an dem schlechten Zustand unserer Zähne. Wir geben unseren Zähnen kaum noch etwas richtig Hartes zu beißen. Statt dessen bekommen sie jede Menge Süßes. Noch nie wurde so viel Zucker konsumiert wie heute, und der begünstigt nun mal die Zerstörung der Zähne.

Die Folge: Schon 40 Prozent aller vierjährigen Kinder haben Karies. 98 Prozent der Erwachsenen leiden daran, und 80 Prozent von ihnen haben Parodontose. Doch Zahnkaries und Parodontose sind nur zwei von vielen Zivilisationsschäden, die wir uns durch falsche Ernährung einbrocken.

Viele Menschen sterben 25 Jahre zu früh, weil sie sich falsch ernähren

Es gibt eine wirklich bedenkenswerte These: Ein großer Teil der Menschen holt sich 25 Jahre vor seinem Tode ein Zivilisationsleiden, das durch falsche Ernährung bedingt ist, sagt Dr. med. O. Bruker in seinem Buch »Unsere Nahrung – Unser Schicksal«. Viele der Betroffenen sterben später an diesem Leiden. Und viele, viele andere vergällen sich das letzte Vierteljahrhundert ihres Lebens durch eine oder mehrere Krankheiten (Multimorbidität sagt man in diesem Falle), die ihnen eine falsche Kost eingebracht hat. Eine große Rolle spielen in diesem Zusammenhang die ernährungsbedingten Stoffwechselstörungen. Unter »Stoffwechsel« verstehen wir alle chemischen Vorgänge im Körper. So wird beispielsweise die Nahrung im Körper zersetzt und in Einzelstoffe umgewandelt, die dann als Betriebs- und Baustoffe dienen.

Ohne richtigen Stoffwechsel funktioniert nichts optimal

Es ist einzusehen, daß ein Körper ohne den richtigen Betriebs- und Baustoff auch nicht optimal funktionieren kann. Wird dieser Stoffwechsel über lange Jahre hinweg gestört oder überlastet, weil ihm einfach sowohl in der Qualität als auch in der Quantität falsche Ausgangsprodukte zugeführt werden, dann leidet nicht nur seine Funktionsfähigkeit, dann werden auf Dauer auch die Organe geschädigt.

Auch Leiden der Bewegungsorgane werden durch eine Stoffwechselstörung mit verursacht. Dazu gehören die Arthrose (in ihrer entzündlichen Form Arthritis genannt), die Bandscheibenschäden und die Gicht. Es gibt viele Einzelformen; der Fachmann wendet hier den Sammelbegriff »Rheuma« an. Rheuma ist in der Bundesrepublik die Volkskrankheit Nummer eins. Rund zehn Millionen Bundesbürger leiden an der einen oder anderen Erkrankung, die zum »rheumatischen Formenkreis« gehört.

Auch »Rheuma« hat mit Stoffwechselstörungen zu tun

Hier sollte vielleicht weniger von Interesse sein, daß uns diese Erkrankungen pro Jahr einige Milliarden Mark kostet: Arbeitsausfälle, Medikamentenkosten, Schäden durch Medikamente, Krankenhausaufenthalte, Kuren in Heilbädern, physikalische Therapie, vorzeitige Rente – all diese Leistungen für Rheumakranke addieren sich zu einer riesigen Summe. Schlimmer ist, daß hier Menschen durch Schmerzen und Gebrechen oft Jahrzehnte ihres Lebens verleidet werden. Ja, manchmal wird sogar das Leben von Menschen gefährdet, weil gewisse »wirksame« Rheumamittel als unerfreuliche Nebenwirkungen die Magenwände zerfressen, um nur eine der vielen Nebenwirkungen zu nennen. »Das« Rheumamittel gibt es nicht, nur viele zeitaufwendige Versuche, Rheuma und seine unangenehmen Begleiterscheinungen zu lindern.

Durch Störungen des Stoffwechsels wesentlich mit bedingt, kommt es auch zu den gefürchteten Kalkablagerungen in den Adern, die irgendwann die Blutbahn einengen und verstopfen. Das nennt man dann Arterienverkalkung (Arteriosklerose). Sie ist das Problem fast aller alten und zahlreicher noch gar nicht so alter Menschen. Ihre am meisten gefürchteten Folgeerscheinungen: Sie ist Mitverursacher von Schlaganfall und Herzinfarkt.

Kalkablagerungen in den Adern sind ein Problem vieler Alter und Junger

Zu einem Schlaganfall kommt es, wenn eine Ader im Hirn durch Kalkablagerungen blockiert ist. Beim

Herzinfarkt spielt sich ähnliches ab. Durch arteriosklerotische Vorgänge wird ein Blutgefäß teilweise oder ganz verschlossen und so das Herz vom Blutstrom abgeschnitten. Je nachdem, wie groß das Versorgungsgebiet des Gefäßes am Herzmuskel ist, kann die Schlagkraft des Herzens so eingeschränkt werden, daß nicht mehr genug Blut in den Körper gepumpt werden kann und der Tod eintritt.

Auch der Herzinfarkt baut auf Ernährungssünden auf

Ein Infarkt wird aber nicht nur durch Arteriosklerose verursacht. Übergewicht, zu hoher Blutdruck (Hypertonie), Streß und Nikotin können mitschuldig sein. Und damit setzen wir uns schon wieder mit den Ernährungssünden auseinander. Das Übergewicht ist ein riesiges Problem unserer Wohlstandsgesellschaft. Auch wenn viele den Gürtel symbolisch enger schnallen müssen: Bei der im Verhältnis zum effektiven Energieverbrauch viel zu großen Energiezufuhr zum Körper tun sie es nicht.

Die Folge: Zwei Drittel der erwachsenen Bundesbürger haben zuviel Speck auf den Rippen. Damit sind sie anfälliger für Erkrankungen wie beispielsweise den Bluthochdruck, einer – Sie wissen es ja schon – der möglichen Mitverursacher des Herzinfarktes.

Aus vielen kleinen Sünden wird eine große Krankheit

Es handelt sich um einen wahren Teufelskreis: Eine Ernährungssünde zieht die andere nach sich, und irgendwann summiert sich das Ganze zu einer lebensbedrohenden Krankheit. Auf den Herzinfarktmitverursacher – Nikotin – werden wir noch gesondert hinweisen, wenn es darum geht, die Rolle der so schön verbrämt »Genußmittel« genannten Dinge wie Zigaretten und Alkohol zu klären, die in Wahrheit nichts anderes sind als Suchtmittel.

In den USA wurde kürzlich eine Studie veröffentlicht, die 48 Millionen der zur Zeit in den USA lebenden 200 Millionen Menschen zu späteren »Krebskandidaten« erklärte. Eine Untersuchung der American Cancer Society aus dem Jahre 1978 ergab, daß rund 40 Prozent aller Krebsfälle auf die Ernährung zurückzuführen sind.

Dabei schlägt jede Ernährungssünde auf ihre Art und Weise zu Buche. In Japan beispielsweise sterben extrem viele Menschen an Magenkrebs. Die Japaner essen mehr stark gesalzenen Fisch als alle anderen Nationen dieser Welt. Krebserzeugende Nitrosamine sind – das ist erwiesen – aber gerade bei der Kombination mit Salzen mehr als reichlich vorhanden.

Salz ist das Schicksalsgewürz der Japaner

Japanerinnen, die sich nicht »westlich« ernähren, haben ein relativ geringeres Risiko, an Brustkrebs zu erkranken. Bei US-Bürgerinnen und Europäerinnen dagegen liegt die Brustkrebsrate sehr hoch. Hier wird vor allem das Übergewicht angeschuldigt, das durch zu fettreiche Ernährung entstanden ist.

Auch das Risiko, an Dickdarmkrebs zu erkranken, ist für Amerikaner und Westeuropäer viel größer als das der Japaner. Unserer Nahrung fehlen die Ballaststoffe, die für die Verdauung so wichtig sind.

Eine schlechte Verdauung aber kann bedeuten, daß sich Rückstände im Darm bilden. Der Grundstein für krankmachende Prozesse ist gelegt. Ein interessanter Zusammenhang: Wenn Japaner in die USA auswandern, dann übernehmen sie schon in der zweiten Generation die Krebsrisiken ihres Gastlandes. Sie essen weniger stark gesalzenen Fisch, ihr Risiko, an Magenkrebs zu erkranken, sinkt. Nitrathaltiges kann aber auch in anderer Form gefährlich sein. Allein ein zu starkes Salzen von Speisen ist ein Mitverursacher des schon zitierten Bluthochdruckes. Sie sehen: Der Kreis schließt sich immer wieder.

Eine überdenkenswerte Ausnahme bei den Krebserkrankungen bilden die Mormonen, eine streng religiöse Sekte in den USA. Ihr Risiko, an Krebs zu erkranken, liegt augenfällig unter dem ihrer US-Mitbürger. Die Mormonen ernähren sich in der Hauptsache von Gemüse, Vollkornbrot und Früchten. Sie essen wenig Fleisch und rauchen und trinken nicht.

Ein Beispiel, wie sinnvoll ein gottgefälliger Lebenswandel sein kann

Von uns Bundesrepublikanern kann man eher das Gegenteil behaupten. In der Bundesrepublik Deutschland gibt es rund 1,5 Millionen dokumentierte Alkoholkranke. Pro Jahr kommen 80000 neue Fälle hinzu. Das gab die Deutsche Hauptstelle gegen die Suchtgefahren 1983 auf einer Fachtagung bekannt. Wer sich Tag für Tag zum Essen mehrere Schoppen

Wein oder mehrere Gläser Bier gönnt, wer sich den Feierabend mit mehreren Schnäpsen oder mit Sekt »verschönt«, der läuft nicht nur Gefahr, seine Organe durch den Alkohol zu schädigen, der wird auch süchtig.

Frauen sind besonders gefährdet

Frauen müssen hier noch vorsichtiger sein als Männer. Bei ihnen reichen mehr als 30 Gramm reiner Alkohol, Tag für Tag konsumiert, um nach Jahren Schäden zu verursachen: an der Leber, der Bauchspeicheldrüse, der Milz, im Gehirn. Männern droht dies erst, wenn sie täglich mehr als 60 Gramm reinen Alkohol trinken.

Alkohol ist viel häufiger die Todesursache, als bislang angenommen wurde. Schwedische Forscher führten Untersuchungen an verstorbenen Männern der Jahrgänge 1926 bis 1932 durch. Von 199 Todesfällen waren 61 auf den Alkohol zurückzuführen, das sind 31 Prozent!

Auch die vielen Vernebelungsaktionen der Zigarettenindustrie können nicht darüber hinwegtäuschen, daß der blaue Dunst handfeste gesundheitliche Konsequenzen nach sich ziehen muß. Eine neuere Feststellung: Wenn Frauen von über 30 die Antibabypille einnehmen und Zigaretten rauchen, dann erhöht sich ihr Risiko beträchtlich, einen Herzinfarkt zu bekommen. Auf Beipackzetteln der »Pille« werden über 30jährige davor gewarnt, die »Pille« zu nehmen *und* zu rauchen. Zigarettenrauchen begünstigt laut Statistik das Entstehen von Lungenkrebs. Unter den an Lungenkrebs Erkrankten sind extrem viele Raucher. Chronische Bronchitis ist ein anderes Leiden, das »der Duft der weiten Welt« nach sich ziehen kann.

Eine böse Kombination: »Pille« und Zigaretten

Es gibt aber auch eine Reihe harmloser Dinge, die durch die Ernährung entstehen: Wir werden vergeßlich und unlustig, sind müde und abgespannt, haben zu nichts Lust, und jede Arbeit ist uns zuviel. Welke Haut, brüchige Fingernägel, schlaffe, müde Haare, ja sogar Haarausfall – alles Probleme, die auftreten können, weil es mit der richtigen Ernährung hapert.

Eine Sache, über die niemand gern spricht, an der aber die meisten leiden, ist die Verstopfung. Darmträgheit wird zum großen Teil durch falsche Ernährung, aber auch durch Bewegungsmangel verursacht. Unsere Nahrung enthält viel zuwenig Ballaststoffe. Wir essen immer mehr »bequeme« Sachen, damit unsere Zähne nichts zu tun haben (und Magen und Darm ebenfalls nicht). Dabei wäre genau das Gegenteil richtig. Wir sollten viel mehr ballaststoffreiche Nahrung zu uns nehmen, etwa Kohl, Vollkornbrot, Karotten, Äpfel, Corn flakes.

Verstopfung ist eine Folge des »bequemen« Essens

Wir essen uns regelrecht krank, und dann vertrauen wir uns der modernen Medizin an. Da ist die Rede vom »Blick ins Innere des Menschen« (mittels der Endoskopie), von Computertomographie, Sonographie, Operation mit dem Laserstrahl. Noch nie verfügte die Medizin über so detaillierte Möglichkeiten, um jeden Winkel unseres Körpers zu erforschen. Noch nie hatten wir so gute Möglichkeiten, uns optimal zu ernähren.

Die Lebenserwartung steigt seit Jahren nicht mehr an

Seltsamerweise aber steigt seit einigen Jahren die Lebenserwartung der Menschen nicht mehr an. Bei den großartigen Möglichkeiten der Medizin sollten wir eigentlich älter werden. Aber das geht nur, wenn wir nicht erst dann an unsere Gesundheit denken, wenn die computergesteuerte Medizin-Technik eingesetzt werden muß. Sondern wir können nur länger leben durch Gesundheits-Vorbeugung.

Der aber wird immer noch viel zuwenig Aufmerksamkeit geschenkt. Von Krankenkassen, von Ärzten, vom »Staat« und vor allem von den Patienten selber. So übernehmen die deutschen Krankenkassen beispielsweise (noch) keine Kosten für eine vorbeugende Zahnbehandlung, wie es andere Länder (etwa die Schweiz) längst tun. Es wäre richtig, einen Patienten zu unterweisen, wie er Löcher im Zahn verhindert – durch Zahnhygiene und -pflege. Aber dieses löbliche Unterfangen finanziert keine Kasse. Wohl aber zahlt sie für Plomben, Kronen und Gebisse. Einem Allgemeinmediziner wird das Gespräch mit dem Patienten bisher derart niedrig vergütet (und in so einem Gespräch könnte er ja über richtige Ernährung aufklären), daß er ihn lieber von einer Maschine durchleuchten oder behandeln läßt. Das bringt mehr Geld.

Die Sättigungsgrenze ist ein wichtiges Signal Ihres Körpers – überhören Sie es nicht!

Was ist nun zu tun? Die Lösung kann nur lauten: Helfen Sie sich selbst! Das beginnt damit, daß Sie nur soviel essen, wie Ihr Körper wirklich braucht. Wenn ein Sättigungsgefühl erreicht ist, hören Sie auf und essen nicht aus »Gewohnheit« weiter, Ihr Körper braucht viel weniger Nahrung als Sie glauben. Und dann überprüfen Sie kritisch Ihren Speisezettel. Der alte Grundsatz, die Nahrung so natürlich wie möglich zu halten, hat immer und immer wieder Gültigkeit. Ihr Körper wird es Ihnen danken.

Erfahrungen mit der Hamburger Moxa-Therapie – Fallbeispiele –

Viele Jahre hat sich Dr. med. Friedrich Nottbohm bereits mit Moxibustion beschäftigt und Leidende von ihren Schmerzen befreit. Teils geschah dies im Rahmen systematischer Untersuchungen und Prüfungen, teils aber auch, weil der verblüffende Erfolg der Hamburger Moxa-Therapie sich herumgesprochen hat und sich immer wieder Menschen mit der Bitte um Hilfe an ihn wandten. Aus der Vielzahl der Ratschläge, Krankheitsgeschichten und dokumentierten Behandlungserfolge schildert Dr. Nottbohm hier beispielhaft einige Fälle.

Ein Krankenpfleger behandelte seinen Schwiegervater

Ein Krankenpfleger bat um ein Moxa-System, um seinen Schwiegervater zu behandeln. Dieser hatte im Zweiten Weltkrieg eine Granatsplitterverletzung erlitten, die sich innerhalb des knöchernen Schädels abgekapselt hatte. Seitdem, also seit 42 Jahren, litt er unter einem Dauerkopfschmerz. Eine ganze Reihe von Spezialisten wurden im Laufe der Jahrzehnte aufgesucht, doch keine Therapie konnte wesentlich helfen. Nur mit Einsatz massiver Schmerzmittel wurde eine gewisse vorübergehende Schmerzbefreiung erreicht. Auch ist verständlich, daß im Laufe der Zeit eine Gewöhnung an die Schmerzmittel zwangsläufige Folge war. Ich empfahl dem Krankenpfleger, die Hamburger Moxa-Therapie 14 Tage täglich und dann ein- bis zweimal wöchentlich bei seinem Schwiegervater durchzuführen. Schon nach 10 Tagen waren deutliche schmerzfreie Intervalle und nach 14 Tagen war eine fast völlige Schmerzfreiheit vorhanden. Die Beschwerdefreiheit hält über den Beobachtungszeitraum von eineinhalb Jahren weitgehend an. Die Hamburger Moxa-Therapie wird nur noch sporadisch durchgeführt. Als erstaunlich ist noch zu erwähnen, daß dieser Mann nach 40jähriger Schmerzmitteleinnahme völlig übergangslos von den Medikamenten entwöhnt wurde.

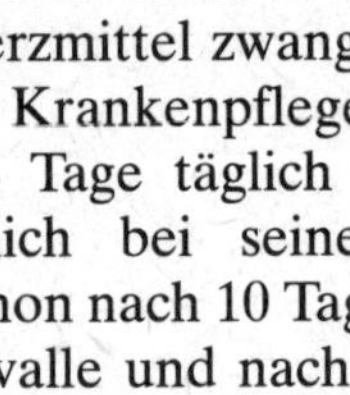

Ein 34jähriger Arzt wurde vor drei Jahren am Bandscheibenvorfall (L5/S1) wegen motorischer und sensibler Ausfälle am rechten Bein operiert. Diese Sensibilitätsstörungen und Muskelfunktionsstörungen bildeten sich langsam über Monate nach der Operation zurück. Ein Jahr später kam es zu einem Rückfall, so daß erneut operiert werden mußte. Zunächst war eine Besserung nach der zweiten Operation zu verzeichnen. Dann aber setzten seit eineinhalb Jahren starke Schmerzen im Lendenwirbelbereich mit täglichen Schmerzausstrahlungen in die Beine ein. Der Kollege hatte schon viele Spezialisten aufgesucht und war ganz verzweifelt, zumal seine volle ärztliche Berufsfähigkeit auf dem Spiel stand. Starke Schmerzmedikamente wurden von ihm aus verständlichen Gründen abgelehnt. Ich empfahl ihm die Hamburger Moxa-Therapie, die er in dem bewährten Behandlungsschema eine Woche lang durchführte. Schon jetzt trat eine deutliche Linderung ein, die sich unter regelmäßiger einmal wöchentlicher Behandlung in völlige Beschwerdefreiheit wandelte. Auch jetzt, ein Jahr nach der Behandlung, ist der Kollege im wesentlichen beschwerdefrei und setzt die Hamburger Moxa-Therapie nach Bedarf ein.

Nach zwei Operationen kamen starke Schmerzen

Eine 31jährige Zahnärztin klagte schon seit Jahren über Beschwerden im Halwirbelsäulenbereich. Nach einem Auffahrunfall vor eineinhalb Jahren nahmen die Beschwerden stark zu. Der behandelnde Orthopäde diagnostizierte ein Halswirbelsäulen-Schleudertrauma. Behandelt wurde mit einer Schanz'schen Krawatte (zur Stabilisierung der Halswirbelsäule) über eine Woche und mehrmaligem Einrenken der Halswirbelsäule. Der Zustand besserte sich jedoch nur kurzfristig, so daß 14 Tage nach Behandlungsende die ursprünglichen Beschwerden wieder vorhanden waren. Die Hamburger Moxa-Therapie wurde acht Tage täglich und über mehrere Wochen zweimal wöchentlich durchgeführt. Schon nach der ersten Woche waren die Beschwerden weitgehend gemindert, und nach drei Wochen war die Patientin völlig beschwerdefrei. In dem Beobachtungszeitraum von einem Dreivierteljahr kam es zu keinem Rückfall.

Die Folgen des Autounfalls wurden gemildert

Eine junge chirurgische Assistenzärztin litt an einem sogenannten steifen Hals, das heißt, eine akut einsetzende, einseitige schmerzhafte Verspannung der Nackenmuskulatur. Schon nach dem ersten Einsatz der Hamburger Moxa-Therapie war eine wesentliche Schmerzlinderung und Erleichterung zu verzeichnen. Die Moxa-Therapie mußte fünf Tage lang täglich weitergeführt werden, bis annähernd Beschwerdfreiheit bestand. Die ausschleichende Nachbehandlung über eine Woche brachte völlige Beschwerdefreiheit.

Nach zwei Wochen völlig frei von Beschwerden

Ermutigt durch die eigenen Erfahrungen mit der Hamburger Moxa-Therapie therapierte die Kollegin ebenfalls ihre Mutter, eine 65jährige praktische Ärztin, die zur gleichen Zeit unter einer akuten Ischialgie litt. Schon nach zweimaliger Hamburger Moxa-Therapie stellte sich eine so weitgehende Besserung ein, daß die praktische Ärztin wieder im Garten arbeiten konnte. Nach vier Tagen bestand Beschwerdefreiheit, die anhielt.

Die 24jährige Sekretärin eines Industriemanagers hatte seit zehn bis zwölf Jahren ein- bis dreimal pro Woche leichte Kopfschmerzen, die vom Nacken über den Kopf in den Augeninnenwinkel zogen. Die Kopfschmerzen tauchten besonders dann auf, wenn sie länger schlief, also am Wochenende, aber auch wenn sie im Betrieb unter besonderem Streß stand. Sie litt schon immer unter sehr niedrigem Blutdruck und nahm zu dessen Stabilisierung ein Kreislaufmittel ein. Manchmal schlugen die Kopfschmerzen in einen richtigen Migräneanfall um. Sie klagte über einen mehr oder weniger dauerhaft vorhandenen dumpfen, lokalen Schmerz in der Lendenwirbelsäule. Von ihrem behandelnden Orthopäden wurde ihr mitgeteilt, das seien eben Verschleißerscheinungen, mit denen sie zu leben hätte. Schmerzstillende Medikamente nahm sie nur sehr sparsam ein. Ich schlug ihr die Hamburger Moxa-Therapie vor: eine knappe Woche tägliche Behandlung, dann zwei Wochen ausschleichend zweimal die Woche nachbehandeln. Nach zwei Wochen erklärte sie mir freudestrahlend, daß die Kopfschmerzen nicht wieder aufgetaucht seien und die Rückenschmerzen ebenfalls weg seien. Ich schlug ihr vor, mehr Sport zu treiben als Ausgleich für ihre berufliche Beanspruchung, dazu ein kleines tägliches, spezielles Gymnastikprogramm, damit ihre Rückenmuskulatur trainiert werde. Die Hamburger Moxa-Therapie war seit Monaten nicht mehr nötig. Erst als sie nach sechs Monaten die ersten Schmerzen wieder verspürt hat, konnte sie mit ein bis zwei weiteren Behandlungen abermals für ein langes Intervall schmerzfrei werden. Ihre Blutdruckmedikamente hatte sie abgesetzt. Auch hier hatte sich eine Stabilisierung eingestellt, wie Kontrollen bei ihrem behandelnden Arzt bestätigten.

Nach der Hamburger Moxa-Therapie ist Sport sinnvoll

Ein 45jähriger Journalist litt seit gut 25 Jahren an einem Stirnkopfschmerz, der in die Augen ausstrahlte. Die Kopfschmerzen begannen meistens morgens mit dem Aufstehen und nahmen im Laufe des Tages an Intensität zu. Diverse Fachärzte wurden konsultiert, von denen keiner nachhaltig helfen konnte. Man brachte seine Kopfschmerzen mit dem Streß in seinem Beruf in Zusammenhang und empfahl ihm Psychopharmaka, die er jedoch ablehnte, da diese ihm die

Berufsstreß führte zu heftigen Kopfschmerzen

Kreativität restlos nehmen würden. Nach einer Woche Hamburger Moxa-Therapie waren die Kopfschmerzen verschwunden, er hat nun monatelange schmerzfreie Intervalle. Er moxt jetzt nach Bedarf weiter. Wenn die Kopfschmerzen einmal auftauchen, sind sie mit der Hamburger Moxa-Therapie leicht zu behandeln.

Seit 29 Jahren hatte sie alle 14 Tage Migräne

Eine 44jährige Hausfrau litt seit ihrem 15. Lebensjahr an einer klassischen Migräne, die regelmäßig alle 14 Tage wiederkehrte. Der Anfall wurde begleitet von den typischen Symptomen Kreislaufdysregulation, Lichtempfindlichkeit, Übelkeit und dauerte meistens zwei Tage an. Zwischendurch litt sie an einem Dauerkopfschmerz, der an den Muskelansätzen des Nackens lokalisiert war und häufig in die Schläfen ausstrahlte. Außerdem bestand ein starker, schmerzhafter Verschleiß im Lendenwirbelbereich. Aufgrund der Schmerzen bestanden erhebliche Schwierigkeiten beim Ein- und Durchschlafen. Die Frau hatte viele Fachärzte, Orthopäden und Neurologen aufgesucht und die gesamte Palette der therapeutischen Maßnahmen durchgeführt. Schließlich gab sie resignierend auf, da das Resultat sehr unbefriedigend war. Auch war sie sehr unzufrieden über die Massenabfertigung in der Praxis. Ihr behandelnder Orthopäde fragte sie nur, wo es am stärksten weh täte und setzte dort die Spritze an. Wenn sie Glück hatte, brachte dies eine kurze vorübergehende Linderung. Die Frau ergab sich in ihr schmerzgeplagtes Schicksal. Als ich ihr die Hamburger Moxa-Therapie vorschlug, war sie sehr ungläubig, wollte es aber versuchen. Zusammen mit ihrem Mann führte sie die Therapie 14 Tage täglich und dann ausschleichend zweimal die Woche durch. Die chronischen Kopfschmerzen verschwanden schon nach wenigen Tagen, die Migräne ist in der Zwischenzeit nicht mehr aufgetaucht. Die Rückenschmerzen treten dann und wann wieder auf, die überwiegende Zeit ist sie allerdings schmerzfrei. Schlafen kann sie jetzt gut ohne Einschränkung. Ihr Leben hat sich geändert. Mit ihrem Mann unternimmt sie wieder mehr, plant Aktivitäten, macht Radtouren, ist insgesamt viel optimistischer.

Zeitweise völlig bewegungsunfähiger Patient fühlte sich »wunderbar« schmerzfrei

Ein 42jähriger Leiter eines mittleren Betriebes litt seit 21 Jahren an einer generalisierten, schmerzhaften Muskelverkrampfung entlang der gesamten Wirbelsäule. Auch gab es in den letzten Jahren zum Teil tagelange Phasen völliger Bewegungsunfähigkeit abwärts der Hüften. Viele Fachärzte wurden konsultiert, viele Diagnosen wurden gestellt. Helfen konnte ihm aber niemand richtig. Die Halswirbelsäule zeigte aufgrund der chronischen Muskelverkrampfungen eine Fehlstellung. Am Hinterkopf klagte er über einen Dauerkopfschmerz, der über den Nacken, über die Schulter, über den Arm in den dritten und vierten Finger zog. Die Beschwerden waren auf der linken Seite ausgeprägter als auf der rechten. Beim tiefen Einatmen gab es Schmerzen zwischen den Schulterblättern. Fast täglich traten Ischialgien, mal links, mal rechts mit unterschiedlicher Ausstrahlung in Gesäß, Oberschenkel, bis in die Hacke auf. Morgens brauchte der Patient eine Stunde, um die Morgensteifigkeit zu überwinden und um einigermaßen beweglich zu sein. Nach längerem Sitzen schmerzte es immer wieder vermehrt in der Lendenwirbelsäule, was aber nach Bewegung wieder zurückging. Nachts wurde er drei- bis viermal durch seine Schmerzen geweckt. Er bewertete seine Schlafqualität als ausgesprochen schlecht. Witterungsumschwünge führten bei ihm zu besonders starken Beschwerden.

Ich schlug ihm die Hamburger Moxa-Therapie vor, die zunächst von ihm etwas belächelt wurde. Da er nun schon so viele Therapien versucht habe, meinte er, wolle er auch diese versuchen, mache sich aber keinerlei Hoffnung. Ich schlug ihm eine Initialbehandlung von täglichen Hamburger Moxa-Therapien über zwei Wochen vor und dann ein- bis zweimal wöchentliche Weiterbehandlung. Schon nach vier Tagen erhielt ich von ihm einen Anruf, und er sprach von einem Wunder. Er fühlte sich entlang der gesamten Wirbelsäule freier, hatte keine Hinterkopfschmerzen mehr, die Schmerzausstrahlung in die Finger war verschwunden. Die Ischialgien sind nicht mehr aufgetaucht, und er schlief erheblich besser. Nach 14 Tagen schilderte er mir, daß er ein ganz anderer Mensch geworden sei und er sich körperlich viel stärker belasten könne. Auch sei seine Stimmung viel ausgeglichener. Von Zeit zu Zeit treffe ich ihn bei den verschiedensten Anlässen, und er kann gar nicht begreifen, daß der Erfolg so konstant anhält, zumal er jetzt nur noch sporadisch moxt, höchstens einmal wöchentlich, aber auch manchmal wochenlang Pause macht, wobei das gute therapeutische Ergebnis im wesentlichen stabil bleibt.

So erhöhte ein Spitzensportler seine Leistung

Ein 23jähriger Eishockeyspieler der 2. Bundesliga hat seit ca. eineinhalb Jahren schmerzhafte Verkrampfungen mit einer mäßigen Bewegungseinschränkung im Lendenwirbelbereich. Der Spieler spielt aufgrund seiner Bewegungseinschränkung und Schmerzen unter seiner eigentlichen Leistungsnorm. Etliche Spezialisten haben versucht, ihm zu helfen, mit sehr unzureichendem Erfolg. Zu mir kam dieser Spieler in einer Phase, als es ihm wieder sehr schlecht ging und er in seiner Mannschaft dringend gebraucht wurde. Schon nach der ersten Hamburger Moxa-Therapie fühlte er sich ausgesprochen gut, konnte die Wirbelsäule besser bewegen und hatte kaum noch Schmerzen. Da er zur Zeit mit dem Training pausierte, fragte er mich, ob er denn abends tanzen gehen dürfe, wogegen nichts einzuwenden war. Prinzipiell überlasse ich es dem Patienten selbst, die ihm zumutbare Belastbarkeit festzustellen. So bin ich auch bei diesem Eishockeyspieler verfahren. Nach zwei Tagen Trainingspause fing er an, erneut leicht zu trainieren, und nach sieben Tagen nahm er wieder aktiv am Punktspiel teil. Wie mir von Fachleuten bestätigt wurde, hat er exzellent gespielt. Insgesamt hat der Spieler sich zehnmal mit der Hamburger Moxa-Therapie behandelt. In dem Beobachtungszeitraum von einem Jahr sind die schmerzhaften Muskelverkrampfungen nie wieder aufgetaucht.

Vorsichtige Moxibustion gegen zu niedrigen Blutdruck

Ein 42jähriger, streßgeplagter leitender Angestellter klagt seit über 20 Jahren über tägliche Kopfschmerzen im Stirnbereich und Augeninnenwinkel. Bei ihm besteht Tendenz zu niedrigem Blutdruck. Er treibt sehr viel Sport, läuft dreimal die Woche zwischen acht und zehn Kilometer. Schon in der ersten Woche nach Einsatz der Hamburger Moxa-Therapie traten keine Kopfschmerzen mehr auf. Ich übersehe diesen Fall jetzt zwei Jahre, und erst kürzlich wurde mir von dem Patienten bestätigt, daß er in den letzten zwei Jahren fast gar keine Kopfschmerzen mehr gehabt habe. Therapiert hat er sich in der Zwischenzeit nicht mehr.

Mit der Hamburger Moxa-Therapie weg von Tabletten

Eine Gemeindeschwester bat mich um ein Moxa-System zur Behandlung eines Mannes, dessen bettlägrige Frau sie schon seit Jahren betreut. Bei diesem Herrn bestanden seit ca. 30 Jahren chronische Dauerkopfschmerzen, die vom Nacken über den Hinterkopf in die Augeninnenwinkel ausstrahlten. Es bestanden ein umfangreicher Arzneimittelmißbrauch, Schlaflosigkeit und chronische, verschleißbedingte Rückenschmerzen, die in den letzten Jahren als zunehmend empfunden wurden. Ich empfahl der Schwester, bei diesem Patienten die Hamburger Moxa-Therapie 14 Tage lang täglich und dann zweimal wöchentlich – je nach Therapieergebnis – durchzuführen. Schon nach sieben Tagen trat der erste schmerzfreie Tag auf, nach zehn Tagen bestanden schon drei bis vier Tage schmerzfreie Intervalle, und in der dritten Behandlungswoche konnte der Patient schon gut eine Woche Schmerzfreiheit angeben. Die Rückenschmerzen waren nach vier Behandlungswochen deutlich reduziert, nach sechs Wochen wurden sie nicht mehr registriert. Die bestehenden erheblichen Durchschlafstörungen wurden ebenfalls nicht mehr beklagt.

Dank Selbstbehandlung kann sie nun wieder Sport treiben

Eine 38jährige Arzthelferin einer orthopädischen Praxis klagte seit sechs Jahren über dauernde Schmerzen am linken Hinterkopf. Der Schmerz zog über linken Schultergürtel und linke Schulter in den linken Unterarm bis in den zweiten und dritten Finger hinein. Die Schmerzen waren, wenn auch manchmal schwächer oder stärker, so doch dauernd vorhanden. Außerdem bestanden Einschlaf- und Durchschlafstörungen. Die an sich recht sportliche Frau ist von ihrem Arbeitgeber, dem Orthopäden, zu einer ganzen Reihe von Spezialisten im norddeutschen Raum geschickt worden, die alle die Diagnose stellten: Verschleißerscheinungen an der Halswirbelsäule. Therapeutisch wurden Massagen, Bestrahlungen und Schmerz- und Rheumamedikamente vorgeschlagen. Der therapeutische Erfolg muß allerdings als bescheiden angegeben werden. Ich schlug ihr die Hamburger Moxa-Therapie vor und bat sie, als Anfangsbehandlung achtmal hintereinander zu moxen und dann mit zwei Behandlungen pro Woche fortzufahren. Nach drei Wochen schilderte sie mir, daß die Schmerzen jetzt nur noch in der Schulter lokalisiert seien. Das Ausstrahlen in die

Finger, den Unterarm und in den Hinterkopf sei seit gut einer Woche verschwunden. Nach sechs Wochen teilte sie mir mit, daß sie jetzt keinerlei Beschwerden mehr hätte und uneingeschränkt Sport treiben könne. Der Schlaf sei nun auch besser, und sie fühle sich morgens jetzt erheblich frischer. Die Schmerzfreiheit war anhaltend für Monate, seltene Rückfälle konnten dann mit wenigen Hamburger Moxa-Therapien erfolgreich behandelt werden.

Eine neurologische Untersuchung ergab keine auffälligen Befunde

Eine 33jährige Verkäuferin klagte seit zehn Jahren über permanent schmerzhafte Verspannungen im Nacken- und Schultergürtel und über einen Kopfschmerz, der beiderseits am Hinterkopf saß und in die Stirn ausstrahlte. Der Kopfschmerz war dauernd vorhanden. Gegen Kälte und Zug war sie besonders empfindlich. In der Lendenwirbelsäule bestand ein dumpfer, lokaler Dauerschmerz. Die neurologische Untersuchung ergab keine auffälligen Befunde, das heißt, eine Nervenschädigung war nicht vorhanden. Morgens nach dem Aufstehen bestand eine ausgeprägte Gelenk- und Muskelsteifigkeit, so daß die Patientin 30 bis 60 Minuten brauchte, um sich »einzulaufen« bzw. ausreichend Beweglichkeit herzustellen. An Medikamenten wurden reichlich Schmerzmittel und Psychopharmaka eingenommen. Vierzehn Tage nach Beginn der Hamburger Moxa-Therapie, in der sieben Behandlungen durchgeführt wurden, sind die Beschwerden fast verschwunden. Ich habe die Patientin gebeten, noch weiter ausschleichend nachzubehandeln, um das Ergebnis weiterhin zu stabilisieren. Ein weiterer Erfolg, der hier ebenfalls erwähnt werden soll: Es bestand eine Durchschlafstörung. Die Patientin wurde nachts drei- bis viermal durch ihre Schmerzen geweckt. Jetzt gibt sie an, daß der Schlaf ausgesprochen gut ist.

Mehrere Fachärzte konnten ihr nicht helfen

Eine 24jährige Operations-Schwester hat seit elf Jahren chronische Kopfschmerzen, die fünf- bis sechsmal pro Woche auftreten. Die Schmerzen zogen überwiegend vom Nacken über den Kopf bis vorn in den Augeninnenwinkel, wobei keine Kopfseite besonders bevorzugt war. Schmerzzunahme gegen Abend, manchmal erhöhte Schmerzintensität im Stirn- oder Schläfenbereich. Seit etwa sieben Jahren bestanden zunehmend Rückenschmerzen im unteren Lendenwirbelbereich und Darmbein-/Kreuzbeinbereich, jedoch keine neurologischen Ausfälle. Eine ganze Reihe von Fachärzten wurden konsultiert, doch niemand konnte ihr nachhaltig helfen. Schlafmittel wurden mäßig eingenommen. Die junge Frau hatte die Hoffnung aufgegeben, ihr Schmerzproblem loszuwerden, und ertrug ihr Leiden, ohne mit anderen viel über dieses Problem zu sprechen. Als ich ihr die Hamburger Moxa-Therapie vorschlug, war sie sehr ungläubig und skeptisch. Schon in der ersten Behandlungswoche waren die Kopfschmerzen wie weggeblasen und traten in dem übersehenen Zeitraum von eineinhalb Jahren äußerst selten noch einmal auf. Die Rückenschmerzen sind jetzt erheblich reduziert, so daß sie bei ihrer Tätigkeit am Operationstisch auch sechs oder sieben Stunden gut überstehen kann und nicht, wie früher, nach ein bis zwei Stunden schon starke schmerzhafte Ermüdungserscheinungen im Rücken spürt. Ich empfahl ihr, die Hamburger Moxa-Therapie in regelmäßigen, längeren Abständen weiter durchzuführen, ihr Gewicht zu reduzieren und zur Kräftigung und Beweglichkeit ihres Rückens eine regelmäßige kleine Gymnastik durchzuführen.

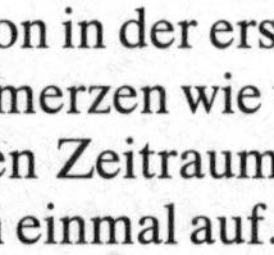

Eine 51jährige Haushaltshilfe litt seit 35 Jahren unter Migräneanfällen, die in regelmäßigen Abständen von 14 Tagen auftraten, verstärkt im Herbst und Frühjahr. Des weiteren bestand ein Dauerkopfschmerz, der vom Nacken in den Stirnkopf und von dort in das Gesicht und in die Augen zog. Ein Migräneanfall ging mit den üblichen Begleiterscheinungen wie Übelkeit, Erbrechen, Augentränen, Lichtempfindlichkeit und Kreislaufstörungen einher. Diese Migräneanfälle waren teilweise so heftig, daß vorübergehende Gesichtslähmungen über Tage auftraten. Des weiteren klagte die Patientin über dauerhafte Schmerzen über dem Kreuzbein, die zum Teil nach oben und nach unten in Gesäß und Oberschenkel zogen. Auch waren morgens Gelenke und Muskeln steif, das hielt etwa eine Stunde an. Diverse Spezialisten und Kliniken wurden von der Patientin besucht, die aber nur vorübergehende Linderung und keine generelle Aussicht auf Beschwerdeerleichterung brachten. Rheumamedikamente, Massagen, Bäder, Fangopackungen, Einreibungen, Beruhigungsmittel wurden reichlich eingesetzt, die allerdings der Patientin nicht zufriedenstellend helfen konnten. Ich schlug der Patientin die Hamburger Moxa-Therapie vor. Nach zwei Wochen rief sie mich an und schilderte mir, daß sie in dieser gesamten Zeit fünf Moxa-Behandlungen durchgeführt hätte, und sie sei enttäuscht, denn das Ergebnis sei nicht so ausgefallen, wie sie sich das erhofft hatte. Nach meinem intensiven Nachfragen stellte sich heraus, daß sie nicht in dem von mir vorgegebenen Therapieschema behandelt hat, sondern die Moxer lediglich in ihren Nacken gehalten hat, da sie hier die sie am stärksten beeinträchtigenden Schmerzen verspürte. Auch beklagte sie sich darüber, daß nach dieser Therapie eine vorübergehende Verschlechterung zu verspüren gewesen sei. Ich bat sie eindringlich, doch nach dem von mir vorgegebenen Schema zu behandeln, sonst würden mich ausbleibende Therapieerfolge nicht verwundern. Von meinem bewährten Therapieschema geht eine sehr starke Fernwirkung auf die gesamte Wirbelsäule, auf den Schultergürtel und auf den Kopf aus. Diese Therapie ist im allgemeinen der direkten Einwirkung am Schmerzpunkt überlegen. Dementsprechend spreche ich immer von einer ganzheitsmedizinischen Wirkung.

Migräne führte zu vorübergehenden Gesichtslähmungen

Schon nach drei Tagen war die Verzweifelte schmerzfrei

Ich bat die Patientin, die Therapie noch einmal von vorne zu beginnen und entsprechend meinen schriftlichen Anweisungen vorzugehen. Schon nach einer Woche meldete sie mir, sie hätte jetzt drei Tage keine Kopfschmerzen mehr gehabt. Etwas, das sie seit Jahren nicht mehr gekannt hat. Nach drei Wochen berichtete sie, der Migräneanfall sei in nur sehr abgeschwächter Form aufgetreten. Kopfschmerzen treten nur hin und wieder auf. Die Lendenwirbelsäule ist jetzt auch bis auf einen kleinen Restschmerz freier und besser beweglich. Die Schmerzausstrahlung vom Gesäß in die Beine sei ebenfalls nicht mehr aufgetreten. Schmerzmittel habe sie auch nicht mehr nehmen müssen. Die morgens auftretende Steifigkeit ist erheblich reduziert. Nach sechs Wochen waren die Beschwerden fast alle verschwunden. Die Patientin moxt jetzt ein- bis zweimal die Woche. Nach acht Wochen wurde das Moxen erstmals eingestellt, die Beschwerdefreiheit hielt ungefähr vier Monate an, bis wieder erste Beschwerden auftraten. Ich empfahl der Patientin, die Hamburger Moxa-Therapie wieder aufzunehmen, die schon nach wenigen Behandlungen erneut anhaltende Beschwerdefreiheit brachte.

Warum ein Krankenpfleger gesund wurde

Ein 33jähriger Krankenpfleger litt unter totaler schmerzhafter Verspannung der Rückenmuskulatur und des Schultergürtels. Im letzten halben Jahr kam vermehrt Drehschwindel hinzu, der an manchen Tagen so intensiv war, daß er kaum einer geregelten Arbeit nachgehen konnte. Ärzte für Orthopädie und für Neurologie wurden konsultiert und verordneten Massagen, Fangopackungen, Wärmetherapie, Einreibungen und Spritzenkuren. Doch all dies brachte keine Besserung. Der Krankenpfleger bat mich verzweifelt um ein Moxa-System. Die Hamburger Moxa-Therapie wurde zehn Tage täglich und dann ausschleichend zweimal wöchentlich durchgeführt. Die Verspannungen im Schultergürtel und in der Lendenwirbelsäule lösten sich, der Drehschwindel trat schon nach einer Woche nicht mehr auf. Der therapeutische Erfolg hielt im gesamten Beobachtungszeitraum von eineinhalb Jahren an.

Trotz Morbus Scheuermann sportlich wieder aktiv

Bei einem 18jährigen Mädchen war vor zwei Jahren ein Morbus Scheuermann diagnostiziert worden. Sie wurde seitdem fast täglich von Rückenschmerzen geplagt, die sich durch Massagen und physikalische Therapie nicht wesentlich beeinflussen ließen. Das an sich recht sportliche Mädchen wurde in ihren Aktivitäten erheblich eingeschränkt. Die ihr vom Orthopäden verschriebenen Medikamente lehnte sie ab. Ihre Mutter bat mich um ein Moxa-System und führte die Behandlung bei ihrer Tochter einmal täglich acht Tage lang durch, anschließend noch über mehrere Wochen einmal wöchentlich. Schon nach der ersten Behandlungswoche war die junge Dame völlig schmerzfrei, was unter sporadischen Hamburger Moxa-Therapien weitgehend anhält. Ich ermunterte dieses Mädchen, ihren bisherigen sportlichen Aktivitäten weiter nachzugehen, was sie mit Freuden und ohne Beschwerden tun konnte.

Regelmäßige Hexenschüsse verloren ihre Schrecken

Eine 38jährige Sekretärin litt an immer wiederkehrenden Hexenschüssen. Als es wieder soweit war und sie völlig bewegungsunfähig das Bett hüten mußte, setzte sie die Hamburger Moxa-Therapie ein. Schon nach der ersten Behandlung lockerte sich der Muskelkrampf so, daß sie wieder aufstehen und den täglichen Verrichtungen nachgehen konnte. Zwei weitere Behandlungen machten sie völlig schmerzfrei und ließen wieder uneingeschränkte Bewegungen zu. Die bisher drei- bis viermal im Jahr auftretenden Hexenschüsse blieben über ein Jahr aus und konnten dann mit wenigen Moxa-Behandlungen völlig kuriert werden.

Sie nahm monatlich für 200 DM Schmerzmittel

Eine 38jährige Krankenkassenangestellte litt seit gut 20 Jahren an typischen Bechterew-Schmerzsymptomen, die aber erst vor zehn Jahren zur sicheren Diagnose führten. Die Schmerzen entlang der gesamten Wirbelsäule einschließlich täglicher Kopfschmerzen waren so ausgeprägt, daß im Laufe der letzten zehn Jahre alles, was der schulmedizinischen Therapie gut und teuer ist, durchgeführt wurde. Doch trotz dieser intensiven therapeutischen Maßnahmen und des sehr hohen Schmerzmittelverbrauches sah die Leidensgeschichte vor eineinhalb Jahren, als ich diese Patientin kennenlernte, so aus: Schmerzen im Schulter- und Nackenbereich, Schmerzen im Brustkorb beim Atmen, tiefe Kreuz- und Beckenschmerzen, teilweise mit Ischialgien, Sitzschwierigkeiten, Schluckbeschwerden, Schmerzen in den Hüftgelenken, vor allem rechts, fast ständig Kopfschmerzen. Die Kosten der Schmerzmittel lagen bei 150 bis 200 Mark im Monat.

Die Hamburger Moxa-Therapie wurde 14 Tage täglich durchgeführt, anschließend zweimal die Woche über zwei bis drei Monate. Schon in der ersten Woche spürte die Patientin eine deutliche Schmerzlinderung entlang der gesamten Wirbelsäule. Die Dauerkopfschmerzen tauchten nach den ersten zwei bis drei Behandlungen überhaupt nicht mehr auf. Der Schmerzmittelkonsum wurde sofort auf zehn bis 20 Prozent reduziert. Im Laufe der nächsten Behandlungswochen verbesserte sich die Schmerz- und Allgemeinsituation kontinuierlich. Die Laborwerte, die die allgemeine Entzündlichkeit im Körper aufzeigen, waren erstmals seit Jahren in den Normbereich gerutscht. Die tägliche Gymnastik war weitgehend schmerzfrei und somit erheblich effektiver.

Bei einem Beamten im mittleren Dienst bestanden seit 18 Jahren typische Bechterew-Schmerzprobleme, doch konnte die Diagnose Morbus Bechterew erst vor vier Jahren gesichert werden. Der Mann nimmt Rheuma- und Schmerzmittel ein und geht regelmäßig zur Kur. Physikalische Therapie und regelmäßige Gymnastik werden, soweit es geht, durchgeführt. Vor eineinhalb Jahren, als ich den Patienten kennenlernte, ging es ihm trotz all dieser Maßnahmen so schlecht, daß eine frühzeitige Pensionierung oder eine Umschulung ernsthaft diskutiert wurde. Im einzelnen stellten sich seine Beschwerden zu diesem Zeitpunkt so dar: Die Halswirbelsäule war sehr schmerzhaft, jedoch gut beweglich. Kopfschmerzen hatte er drei- bis viermal wöchentlich; bei tiefem Ein- und Ausatmen bestanden Schmerzen im Brustbereich, fast ständig tiefe Schmerzen im Kreuzbein und ischiasartige Schmerzausstrahlungen im linken und rechten Oberschenkel. Der gesamte Schultergürtel war schmerzhaft verkrampft. Die Grenze der Belastbarkeit war durch eine halbe Stunde Spazierengehen erreicht.

Die Beweglichkeit der Bechterew-Kranken wurde erheblich verbessert

Die Hamburger Moxa-Therapie wurde 14 Tage durchgeführt, anschließend zweimal wöchentlich behandelt. Innerhalb der ersten zwei Behandlungswochen reduzierten sich alle Schmerzen entlang der Wirbelsäule einschließlich der Kopfschmerzen, so daß der Patient sich nach drei Behandlungswochen selbst als schmerzfrei bezeichnete. Erfreulich war auch, daß die Beweglichkeit erheblich verbessert worden war und er in den täglichen beruflichen und privaten Dingen erstaunlich höher belastbar wurde. Auch die Diskussion um eine vorzeitige Pensionierung oder Umschulung war nicht mehr aktuell. Nach zwei bis drei Monaten Behandlung waren keine Tabletten mehr nötig. Der Patient fühlte sich wohl und konnte seinem Beruf in vollem Umfang nachgehen; er trieb wieder Sport in seinem Verein, was er schon seit Jahren wegen seiner Schmerzen nicht mehr gekonnt hatte. Kleiner Nebeneffekt: Seine Frau litt unter einer Migräne, die er ihr im Rahmen seiner Therapie ebenfalls »weggemoxt« hat.

Und auch die Migräne seiner Frau wurde mit »weggemoxt«

Wie ich zum »Moxen« kam:

»Nie habe ich mir vorstellen können, daß ein Bandscheibenvorfall solche unsagbaren Schmerzen heraufbeschwören kann.

Mich ereilte dieses »Schicksal« vor einigen Monaten, just, als ich erstmalig in der Saison wieder den Tennisplatz aufsuchen wollte. Statt dessen kam ich an besagtem Tage nicht mehr aus dem Bett. Es wurde ein Bandscheibenvorfall diagnostiziert mit all seinen schrecklichen Begleiterscheinungen. Eine Woche bekam ich Cortison-Injektionen und, da ich es vor Schmerzen nicht mehr aushielt, nahm ich fast jede Stunde ein Spasmo-Cibalgin-Zäpfchen.

»Trotz Skepsis begann ich mit der Hamburger Moxa-Therapie«

Ich war der Verzweiflung nahe, da kam mir – wie ein rettender Engel – Herr Dr. Nottbohm mit seiner »Hamburger Moxa-Therapie« zu Hilfe. Ich war zunächst sehr skeptisch, wollte es aber in meiner Not doch einmal versuchen. Also wurde ich zum ersten Mal »gemoxt«. Schon nach diesem Mal konnte ich ohne Schmerzen wieder durchschlafen. Schmerzzäpfchen und Injektionen konnte ich fortlassen. Sehr schnell kam ich wieder auf die Beine, und nach zwei Wochen konnte ich wieder meinem Beruf als Arztsekretärin in einer chirurgisch-orthopädisch ausgerichteten Praxis nachgehen.

Sechs Monate betreibe ich dieses Moxen nun einmal wöchentlich, und es ist wohltuend und schmerznehmend zugleich. Sehr tröstlich ist, daß auf Cortisone und dergleichen schädigende Medikationen verzichtet werden kann, wenngleich die Therapie etwas umständlich ist. Von einigen geruchsempfindlichen Menschen mag der sehr intensive Räuchergeruch als störend empfunden werden. Ich kann von mir aber sagen, daß mir fast etwas fehlt, wenn ich nicht ab und zu diesen Geruch in meiner Nase verspüre.

Inzwischen habe ich auch weiteren, sich quälenden Menschen mit Rückenbeschwerden, Kopf- und Schulterbeschwerden durch Weitervermitteln der Hamburger Moxa-Therapie geholfen. Einem Bekannten habe ich nach einmaligem Moxen den »Hexenschuß« vertrieben, so daß dieser beruflich sehr engagierte Mensch zum ersten Mal nach langer Zeit wieder schlafen und eine lange Dienstreise ohne Schmerzen durchführen konnte. Seine Schmerzfreiheit hält an.

»Jetzt betreibe ich selbst Moxibustion bei Bekannten«

Meinem Ehemann nahm ich damit die peinigenden Schulterschmerzen; auch einer weiteren Bekannten, die an rheumatischen Rückenbeschwerden leidet, konnte ich einen schnellen schmerzfreien Zustand verschaffen. Und so helfe ich vielen in meinem Bekannten- und Freundeskreis, in dem es doch sehr viele gibt, die an ähnlichen Erkrankungen leiden. Sie alle sind danach ziemlich »happy« und möchten auf diese »Räuchertherapie« nicht mehr verzichten.«
Gisela Schniering (43 Jahre), Hamburg

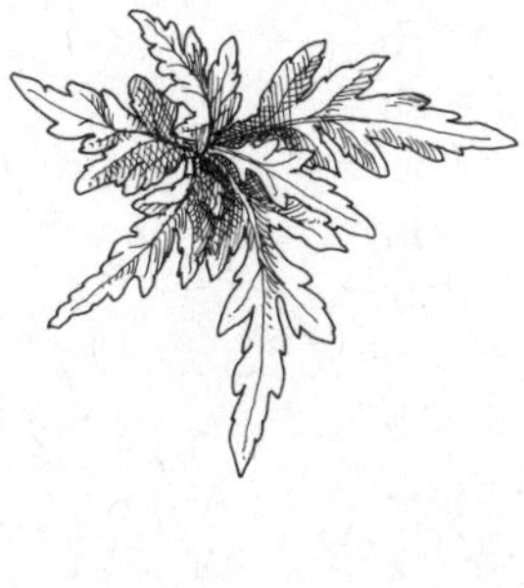